Beautiful Life

Beautiful Life

Beautiful Life

Beautiful Life

実年齢より20歳若返る!生活術

南雲醫生的「不生鏽」生活術

日本名醫抗老、防癌、年輕20歲的健康祕密

【逆齡實證長銷版】

醫學博士 南雲吉則——著

邱香凝——譯

推薦序 一

單純即自然，就是南雲醫生的生活真諦！

還記得第一次見到南雲醫生時，已經是八年前的事了。當時初次造訪他在東京的診所，心裡還盤算著這位在日本具有幾千例乳房手術的大師級醫生，應該是個事業有成，戴著金邊老花眼鏡，而且有點啤酒肚的中年人吧？等到他親自出來接待我的時候，其實我跟許多人一樣，真的開始懷疑起自己的眼睛了！眼前的這位醫生不是聽說已經五十多歲了？身材為何沒有走樣反倒纖瘦？皮膚何以保養得這麼紅潤細緻？眼神為何如此清澈明亮？為何上帝是如此的不公平……他看起來竟然比我這三十多歲的小夥子還要年輕許多？

自認為能夠幫人巧手回春的整形醫師，我不禁懷疑南雲醫生是否動過了一些讓自己看起來更具魅力的手術，雖礙於師徒的關係不便開口，但這個疑問始終如消化不良的便祕問題一樣，揮之不去。直到有一天，他邀請我到家裡吃晚餐，才讓我見識到南雲醫生對於飲食的重視與堅持。

當晚只見他一回家就不斷的將冰箱裡的許多有機蔬果搬出來解凍，這些食材都是他自己造訪東京附近的農家挑選後，每週直送而來。他說這些菜葉仍然吸收著大地的養分，不是市面上為了有機而有機製造的販售品。

在幫忙他準備炊事用具的同時，卻遲遲看不見「肉」！「No meat?」我忍不住問道。「NO!!」他斬釘截鐵地回答，這讓我的心裡失落了大半，在台灣我們不就是要吃肉吃飯才會飽？光吃菜葉半夜肯定要餓肚子吧。但隨著每一道菜的下鍋，我發現他不僅自己烹煮晚餐，且幾乎都用水煮汆燙或是奶油拌炒，甚少使用人工調味劑，更有趣的是，他還會邊煮邊生吃。

「delicious?」我好奇的指著他手上那根啃了一半的生玉米問。他懶得回答，卻隨手折下另一半要我嚐嚐看，說真的，那是我吃過最生甜的生玉米了，感覺比蘋果還要甜。

「AMAZING!」我說。他這才笑著跟我解釋，如果口腔能遠離肉類胺基酸的刺激，並選擇新鮮健康的食材，那會讓舌頭的味覺更加純淨，吃起蔬果的味道就會更甜！

那晚我們共進了印象深刻且奇妙的一餐，只有蔬菜、涼拌、味淋、奶油與啤酒，卻是我這輩子吃過最好吃的「素食」！日後一有機會，我總會找藉口到他家吃飯，與其說是去打牙祭，不如說是洗滌口腔與味蕾的腸道饗宴！

在日常生活中力行不生鏽的生活術

其實日本人的生活與精神壓力一定遠超過我們，但很難想像南雲醫生的每一天都在落實無毒無欲的飲食與生活概念。

他沒有駕照也不開車，出入盡可能以雙腳代步，家中沒有電視，每天晚上十點前必定就寢，早上四點就會起床。他跟我說此時的頭腦最為清晰，有助於他閱讀或處理診所與醫學的資料。之後再陪著小女兒走路上附近的幼稚園，在半路的公園裡陪她一起吃個三明治，才回到診所準備每日的手術與門診，此時也不過才早上八點鐘！

身為外科醫師，中午的用餐時間總是不固定，但南雲醫生必定抽空吃完自己前一晚所準備的涼菜蔬果餐，這也是他每日唯一的一餐，卻可以補充身體整日所需的養分。除了東京診所忙碌的工作外，他還要每週固定搭車前往大阪、名古屋與福岡的分院看診，每天都是滿滿的元氣不顯疲態。

時常我會懷疑這麼重的工作負荷，只靠每日一餐的蔬果裹腹，真能維持如此的體力與耐力？更何況他時常連禮拜天都不得休息，是個不折不扣的工作狂？許多疑問在當時並沒有機會得到解答，甚至連身為醫師的我也無法理解，直到看了他的這本書，我才真正體認到南雲醫生終日力行飲食與生活上的「心美體」哲學，正是他數十年來抗老不生鏽的祕訣！

另外值得一提的是，南雲醫生除了在平日力行「醒腦」與「清腸」的飲食與作息外，也非常注重人體與大自然的「呼吸」跟「溝通」，尤其是對於能夠吸取天地精華的山林活動非常熱愛。

他認為讓身體在減壓的條件下接受大自然所散發出的訊息，有助於喚醒體內的細胞活力，也是緩老或是回春的奧祕，其效果遠大於強迫性或是有條件的健身運動甚至減重。這點倒是顛覆了許多都會上班族的刻板觀念，卻也間接解釋了為什麼有許多人即便勤做健身卻越做越累，成效也不彰的原因了。

因此我在每年的日本新年假期，都會定期邀約南雲一家人造訪台灣的深山美景，足跡遍及花東、日月潭、清境、宜蘭，甚至遠至明池……等處，希望從他身上多多發掘南雲式的生活態度，逐漸改變積習已久的觀念與步調，讓心境與體力隨之年輕起來。誰說睡得越多精神就會越好？只要挑對讓細胞好好休眠的時間，五十歲的人也可以充滿三十歲的活力！

為自己掙得終老與長壽的本錢

我每年都會見到南雲醫生數面，親眼見證了他的不老歲月，站在整形醫學的角度，他的年輕顛覆了人體的定律，但從生活的角度觀之，他的年輕卻又顯得理所當然。

現代人的生活壓力，常是逃避身體監督的最好藉口。南雲醫生對於乳癌治療的認識與經驗，讓他深刻明瞭健康與大自然的反撲，絕非現代醫學科技所能彌補的，惟有從節制口欲為始，淨化身心為輔，才是終老與長壽的本錢。再回頭想想我們常為了可以年輕幾歲，拚命地跳舞瘦身，或不惜花費找醫美微整，如果青春的代價要如此的辛苦與昂貴，何不從現在開始就親身**力行南雲生活學，找回最原始單純的自我，也用最簡單的方式喚醒身體的健康？**

看完本書後，我相信許多人會跟我一樣對於生命與生活充滿了全新的希望，只要將堅持付諸於行動，相信每個人都有機會重新喚醒身體的每一個細胞，讓生活的一切再度充滿生機！

知美整形外科診所院長
莊家榮

推薦序　二

道法自然，健康生活術

中國道家說：人體就是一個小宇宙。人體的內部結構和運行原理和宇宙是相似的。

宇宙，是空間、時間、物質和能量的統一體。莊子將老子的人法地，地法天，天法道，道法自然的說法，闡釋得更微妙，在《莊子．齊物論》寫下：「旁日月，挾宇宙，為其吻合。」這就是自然養生的理念，也是一種健康生活術。

在防癌、抗老的不確定歲月裡，我們感覺到現代人都陷入「損有餘而補不足」的泥淖中，損的肇因有可能是來自對健康資訊的不充分瞭解，非己之罪；補的理念有來自日常生活，是一種新能量和好飲食，如同喚回人體最自然的免疫功能，來消滅那些有毒、傷害細胞的物質，並活化身體的有益細胞，用最簡單的講法，就是生活態度、作息與飲食習慣。

很高興看到南雲醫師撰寫這本好書，健康長壽、延緩老化的祕笈，竟在每個人的生活中。顛覆高深的醫學知識，破解古老傳說的神祕，揭開新世代的健康新生活，本人西醫出身，重視實證醫學，有些無驗證之醫療，不敢苟同，但實證醫學仍無法解決的問題，就有很多斟酌與討論的空間。

在這個充滿誘惑與對未來仍然未知的年代，似乎又回到二千二百多年前，秦始皇尋找長生不老藥的場景，陷入畏病懼死的迷失，癌症的恐慌、老化的無奈，成為現代人揮之不去的陰影，秦始皇費盡心機仍找不到長生不老妙丹，因為秦始皇不明白這些仙丹妙藥就藏在生活中。在二千二百多年後的今天，我們何其有幸能閱讀到南雲醫師獨創並親身驗證的延緩老化和預防疾病的健康術，盡在這本書中。秦始皇有憾，我們有福。

我對書中提及「癌細胞的發生，其實是人類虐待自己的身體，導致身體產生過度防衛反應或過度耗損的結果，癌細胞不是憑空產生……請先回頭反省，是不是自己先做了傷害身體正常運作的事……。」這段話讓我很感動，癌細胞的發生，存有強烈的因果關係，眾生畏果，菩薩畏因。

如果我們都能像菩薩一樣的畏因，就會減少不好果的發生，身體要遵守健康之道就能降低疾病的發生，這是很簡單的道理，但要從源頭的因著手改善，這學問就大了，我們或許不曉得來因，我們或許無視來因，我們沒有菩薩知因的智慧，但這本《南雲醫生的「不生鏽」生活術》卻踏踏實實地寫出一些這樣的因果關係（我不能說南雲醫師寫出全部道理，但至少部分），如：

用五個「不」重返青春。

血管「生鏽」容易引起的疾病。

人類能夠活到一百二十一歲！

癌其實是「過度努力的細胞」。

某些食物對你的身體而言是「毒物」！

「空腹」能延年益壽嗎？

這些嚴肅又艱深的因果關係，由南雲醫師從飲食及生活習慣中寫出來，是那麼的貼切易懂，清晰的來因、明顯的後果，讓人讀來受益匪淺。**健康就在眼前，老化延緩上身，即使阻擋不了老化的腳步，最重要的是求得自己能夠持續健康延緩老化、病魔少來。**

很難得，南雲醫師在本書中用了很多的章節，教大家如何讓血管不生鏽的十大生活術。生活術就是易知易行，千里之行始於足下，不用他求從己身做起，這是本書的最大特色，值得讀者懷卷行之，本人樂予為序。

財團法人乳癌防治基金會董事長

張金堅

推薦序　三

擁有健康等於擁有萬般財富

「活著是見證生命的美好，而不是看見自己慢慢生病。」這是我長年傾聽有健康問題的個案，娓娓訴說身心痛苦時最想與他們深刻對談的心情。越來越多有著嚴重健康問題的朋友，他們渴望與專業人員討論如何進行健康改善計劃，多年來我即扮演了這個角色，並從中獲得諸多寶貴的生命啟發。

我衷心期望所有醫療專業人員，能夠對每位身心受苦的個案不厭其煩地講述正確的保健知識，讓知識在他們心中產生力量並能獲得慰藉，那將遠勝過給予藥物的建議與治療，和避免不斷耗費門診掛號時間，卻只換得短暫的醫囑。

在每場健康演講中，我總是以「一位成人的身體約由六十兆的細胞組成，這是個龐大的數字，如果換成錢財，可以過好幾輩子；造物主是公平的，我們誰也毋須羨慕誰，每人都擁有這份了不起的資產。」作為開場。希望每個人能夠堅信，擁有健康真的就擁有了萬般財富。

至於該吃多少食物、該走幾步路細胞才會健康呢？如果一定要有答案，就是「人體是變化的」，宇宙大自然每一分秒是變化的，每個人天生的體質是如此獨特，所有的健康檢查，如果沒有原先設定的那些基準值，我們要如何開始管理和知道是否改善？最終並非執著所謂的健康數字，而是知道這些數值的真正意義，你將知道為何而戰，如何去打贏這場健康勝仗。

吃與不吃之間，有著一個感恩的中間地帶

科學、醫學和營養學鑽研到最後……到最後都將與哲學合而為一。當個案經歷種種生病的痛苦之後，他自己也會走到哲學的思考模式，知道健康的獲得不應只是該吃多少營養素，該固定走多少路！不再把自己限制在一種生活模式，超越自己的內在，

宏觀地看到己身身處的大環境，一種在意大我世界、地球及宇宙是否健康，對萬物生命的愛自然而然升起。

正有如此思維時，恰好拜讀南雲醫師的新作，發現與本書內容有諸多不謀而合的觀點及共鳴之處。我和南雲醫師的因緣頗為特別（曾為其五本著作中的三本撰寫推薦序），對他每本書中皆強烈傳達關注人體天生具有的生活本能、觀察身體智慧的自然運作，以及強調返樸歸真過生活，而且確實做到就可以獲得健康與回春的苦口婆心很是欣賞與敬佩。

本書可說是集結南雲醫師所有健康術的精華，隨意翻到任何一個章節皆是健康法則，也有更多深度的探討。我特別推薦讀者直接從第二章「老化和疾病都是因為身體『生鏽』了！」開始閱讀，內容實在有趣又宏觀，充滿數字與細胞的對談，延伸對萬物萬種生命的慈悲，寫得好極了。

南雲醫師對於「決定生命長度的『細胞時鐘』」與「所有動物都以相同細胞構成」的內容描述，確實發人深省，啟發讀者反觀自性，激起推己及人的大愛。以至於接著讀出在第三章「打造身體不生鏽的『飲食習慣』」中所倡導「某些食物對你的身體而言是『毒物』！」的深層含意。

原來在吃與不吃之間，有著一個感恩的中間地帶；原來癌症和老化與宇宙萬物有著「共生」的深層意義，一如南雲醫師多年觀察癌症病人有感而發：**癌細胞的發生，其實是人類虐待自己身體，導致身體產生過度防衛反應的結果。我們該回頭反省，是不是自己先做了傷害身體的事。是否全體人類對環境造成了什麼污染。我們不但不該憎恨癌，反而應該對它說聲謝謝。**

這本書不只談個人健康法則，更是以我們只有一個地球的小我性與大我性對談來思考健康。「如果想永保年輕健康的長壽人生，地球全體都必須是健康的才有可能。」相信讀到最後這段話的讀者們，一定皆能產生強烈共鳴。維護清新健康地球的使命刻不容緩，我們一起努力！

代謝型態（股）公司創辦人
資深營養師
袁毓瑩

前言

從日常生活習慣中鍛鍊身體

孩童時期，母親是否曾對你說：「這很營養，快吃！」於是你只好吃下討厭的紅蘿蔔或青椒？

或者學校老師是否曾對你說過：「這考試會考，要背！」因此你只好去背那些討厭的數學和物理公式？

長大成人之後，由於醫生對你說：「為了把病治好，這藥得每天吃。」你便乖乖吞服那些難吃的藥？

在此，我想告訴各位讀者的是：**身體不會接受不喜歡的東西**。

任何食物，**如果不好吃，就不會轉化成營養被身體吸收**。乍看豐盛的食物，若卡路里過高或使用過多的調味料，也只會讓身體受不了而發出抗議；而外觀樸實無華的食物，若能善用食材烹調營養均衡的料理，身體就會覺得好吃且樂於吸收。

讀書也是一樣，**如果讀得不開心，就無法記住相關知識**。為了考試而無奈去死背的內容，一旦考完就會瞬間從腦中消失。但若是學習自己感興趣的事物，即使一整天也不會覺得累，而且只要記住了就一輩子忘不了。

服用任何藥物，**假若不抱著會治好的希望，就沒有效用**。邊吃藥邊覺得這個藥對身體不好，那麼就算吃了再昂貴的藥也不會有效果。相反的，如果懷著一顆相信的心去服藥，就算吃的只是維他命，也可能讓人恢復元氣活力。

我們在十幾歲時，總覺得每天擁有很多時間；到了二十幾歲，感受到社會的嚴苛；過了三十歲，便開始感覺體力衰退。

等到四十、五十幾歲，身體無法隨心所欲使喚的時候，是否就開始羨慕起年輕人了呢？

我們多半都是到了這年紀，或是真的罹患有生以來第一場大病，才開始對健康感到不安。這時候，有些人會反省過往如何不知養生，於是想辦法挽回年輕的人生，只要聽人說哪種營養補充品對身體好就去嘗試，或者買了運動衣和慢跑鞋開始慢跑……

可是，請等一下！

我們運用這些健康法，身體真的會覺得開心嗎？

我認同你的積極作為，但**幾乎所有健康法都是有問題的，因為它們都違背了自然的旨意**。

地球上所有生物都在共生的狀態下生存。有草食動物的存在，肉食動物才得以生存；若草食動物滅絕了，肉食動物也活不下去。草食動物仰賴植物而生，所以如果把植物吃光了，自己也會滅絕。植物的成長依靠微生物分解動物的排泄物來成長，因此沒有微生物存在的話，植物就會死亡。

人類總誤以為自己是地球上特殊的存在，便做出以柏油取代土地、砍伐森林等迫害地球上其他生物的事，結果反而造成自己的生存危機。

那麼，我們該怎麼做呢？首先，我們必須要有「自己也是地球上動物一分子」的自覺，並**思考生活在世界上，該如何與自然調和**。

接著側耳傾聽身體的聲音，**把會讓身體發出抗議的生活習慣改掉吧！**

此外，我們不該仰賴藥物或營養補充品，應該**從每天的食物中攝取均衡營養**。也不需要特地空出時間運動或練體操，**讓我們在日常生活習慣中鍛鍊身體吧！**

一旦開始依循以上原則過生活，你的身體一定會馬上發出歡喜的聲音，身體變得輕盈，臉龐煥發光彩，感覺身體深處源源不斷湧出能量。

用不了多久，你會擁有適當體重，皮膚充滿光澤，原本的水桶腰也會形成葫蘆線條。這些都是由體內的健康所帶來的健美外在。

不僅如此，你的心情也會跟著開朗起來，自在享受活著的樂趣。

想當然耳，周圍的人也會如此形容發生在你身上的變化：

「你看起來年輕了二十歲！」

沒錯，這句話就是南雲流回春健康法的終極目標。

我追求的並非單純的長壽，而是希望自己能夠活得健康又健美，一直到人生的最後一刻，都能在世上做個有用的人。

所以，請將這本書拿在手上隨意翻閱吧！沒有必要一字不漏地閱讀，甚至跳著翻看也行。

大家購買衣服時，會把每一件衣服都拿起來看嗎？買書的時候，會將每本書都拿起來讀過嗎？就算真的這麼做了，也未必能買到真正想要的東西吧？

真正想要的東西是只要看一眼就會映入眼簾，就是會自然散發出這樣的光芒來吸引你的注意。

同樣地，無論是多麼暢銷的書，如果拿在手裡隨意翻頁都無法讓你在腦中留下任何印象，那麼對你而言也只是一本毫無內容的書。

請試著任意翻閱這本書，其中一定會有什麼打動你的東西。我在書中簡單明瞭地說明自然的法則，以及如何在與自然調和之下，過著年輕健美又健康的生活。

不需要刻意理解或花費心思解讀，這樣的生存之道自然會滲透進腦中與身心。這才是真正的活知識。

從做得到的部分開始著手實踐，你的身體也會年輕二十歲。我期待在某處與變得更美好的你相遇。

南雲吉則

目錄 CONTENTS

推薦序一　單純即自然，就是南雲醫生的生活真諦！　莊家榮　007
推薦序二　道法自然，健康生活術　張金堅　013
推薦序三　擁有健康等於擁有萬般財富　袁毓瑩　017
前言　從日常生活習慣中鍛鍊身體　021

第一章　看起來年輕二十歲的健美祕訣

五十幾歲人卻擁有二十多歲的身體狀態　036
「拋下重擔活下去」——四十五歲時的決心　039
癌症專科醫師的提醒　041
用五個「不」重返青春！　044
不吃肉！改善便祕和體臭問題　049
口臭和腳臭也消失了　051

皮膚光滑亮澤，更顯年輕！ 053
我就是這樣消除肥胖 055
強烈感受「血液在流動！」 058
打造高抗壓體質的訣竅 060
南雲流重返年輕醫學 063
五十幾歲只是人生的前半段！ 065

第二章

老化和疾病都是因為身體「生鏽」了！

1／「生鏽」有三種 068
◎從誕生那一刻起，人就開始生鏽了 068
◎容易「生鏽」的地方之一——血管 070
◎血管「生鏽」容易引起的疾病 071
◎容易「生鏽」的地方之二——臟器 075
◎容易「生鏽」的地方之三——細胞 076
2／決定生命長度的「細胞時鐘」 078
◎地球上所有生物具有共通的材質 078
◎區區「十微米」如何形成一個身體 079

◎人類身體由多少細胞構成　081
◎細胞分裂的次數逐年遞減　083
◎細胞時鐘「端粒」的由來　084
◎蟬一生中的最後七天　086
◎人類為何在生殖年齡結束後仍活著？　088
◎竹筍理論——人類關節生長點與竹節相似　090
◎決定人一生轉換期的「二次方假設」　091
◎老化依序帶來的改變　093
◎人類能夠活到一百二十一歲！　094

3／為了不讓「細胞時鐘」停下　096

◎癌其實是「過度努力的細胞」　096
◎「人體」有限，「基因」不老不死　098
◎傳承自先祖，遺留給子孫的東西　100
◎共存共生，才能共榮不衰　102

第三章……打造身體不生鏽的「飲食習慣」

1／有些食物對你的身體是「毒物」！　106

◎是否聽信關於食物的「小道消息」？　106

◎全盤相信能使人重返青春的食物功效會…… 107
◎「喝綠茶能瘦身」的真正原因 109
◎「芽」與「卵」吃多對身體不好 111
◎提防「豆類」的毒素 113
◎「梅籽」含有劇毒！ 114
◎狂牛病對物種延續造成威脅的結果 115
◎大型魚體內含有毒素 116
◎在室溫中凝固的脂肪招致動脈硬化 118
◎「青皮魚」為何是青色的？ 120
◎熟知生物就等於熟知食物 121

2／建議「一天一餐」就好 123

◎「空腹」能延年益壽?! 123
◎刻意選擇少吃 124
◎實行一天一餐或一湯一菜 126
◎生病時嚴禁勉強自己 127

3／魚和蔬菜整體一起吃！ 129

◎整體均衡營養的三大重點 129
◎蔬果皮一起吃才是「完整營養」 131
◎生食蔬果會讓身體變涼?! 132

◎最佳烹飪法就是「涼拌」！ 134
◎為什麼要「溫水煮蘿蔔」？ 136
◎日式年糕或蕎麥麵要搭配「蘿蔔泥」 137
◎牛蒡不要削皮，不要泡水！ 139
◎牛蒡茶改變我的人生！ 140
◎牛蒡茶的功效和祕密 142
◎蔬菜和水果有何決定性差異？ 145
◎「想被吃」的水果給我們的暗號 147
◎「多酚」不只存在紅酒裡 148
◎不吃果皮太浪費 149
◎果皮還有防菌防蟲效果 151
◎白米的營養被刻意去除了 152
◎調味料是只有人類喜歡的東西 153

第四章 享受身體不生鏽的「生活方式」

1／「疾病」是你自找的嗎？ 158
◎細菌都是「壞的」？ 158
◎被單方面視為「害獸」的動物悲歌 160

◎侵犯猿猴生活圈而出現的流感與愛滋　162
◎熊野本宮的傾圮——自然界發出警訊　164
◎破壞環境就是在傷害自己的身體　165
◎大氣污染讓細胞「生鏽」　167

2／你的「煩惱」可能是某種進化？　170

◎人為何會發胖？　170
◎糖尿病是現代人常見症狀　171
◎別被代謝症候群「數值」所惑　173
◎女性腰圍為何比男性容易變粗？　175
◎可燃脂肪與不可燃脂肪　176
◎容易燃燒的「褐色脂肪」　178
◎冬眠中的母熊都是「孕婦」！　179
◎內臟脂肪為何對身體不好？　180
◎皮下脂肪型是進化的證明　182
◎禿頭是男性進化的象徵　183
◎別敵視膽固醇！　185
◎有些病情可能是「製造出來」的　186
◎自己的身體靠自己守護　188

3／哪些生活習慣會加速老化？　190

◎運動不會讓人瘦！　190
◎運動導致短命？　191
◎具有效果的運動都在日常生活中　193
◎避免曬傷或曬出黑斑　195
◎保持亮澤肌膚的祕訣　196
◎為保護肌膚皮脂，最好不要洗過頭　197
◎皮膚越清洗越受傷　198
◎不習慣接觸細菌的孩子，過敏機率較高　200
◎過敏導致血管內部受損　201
◎讓細菌成為自己的朋友　202
◎柏油路無法分解毒素　204
◎酒真的是「百藥之長」？　205
◎吸菸百害而無一利　208
◎只有吸菸者會得肺氣腫　210
◎美容大敵「吸菸者的臉」　211
◎「重返青春」的成長荷爾蒙　212
◎「成長荷爾蒙」的黃金期？　214

第五章

成為「連心都不生鏽的人」！

「長壽」和「不老」的真義 218
「年齡增長」不等於「老化」 220
年輕美麗VS.存活機能 222
擁有戀愛對象可延長壽命 224
寵物對國民長壽的貢獻超乎想像 226
珍惜固定的「幸福總量」 228
你有「無處宣洩的壓力」嗎？ 230
死亡倒數計時，你想做什麼？ 232
何謂「終極的不老」？ 234
更年期是「身體的男性化」 236
注射女性荷爾蒙會致癌!? 238
對美式延緩衰老術存疑 240
鍛鍊「心美體」而非「心技體」 242
解讀情報隱藏的訊息 244
採取「不生鏽的生活方式」吧！ 246

後記

不生鏽的十大生活術

249
1. 睡眠——在「黃金時段」睡眠！ 250
2. 攝食的分量與次數——吃六分飽，促進長壽基因活性化！ 250
3. 飲食均衡——吃完整食材，攝取「完整營養」！ 251
4. 料理的調味——清淡調味，吃出食材天生美味！ 252
5. 蔬菜與水果——皮是養分寶庫，要一起吃！ 253
6. 肉——注意養分的過度攝取！ 254
7. 運動——以步行提昇基礎代謝率！ 254
8. 香菸——戒掉的那天起，疾病與老化的危機將大幅減少！ 255
9. 伴侶——珍惜伴侶的心情能讓身心充滿光輝！ 256
10. 與地球環境和其他生物共生——我們的健康來自地球的健康！ 257

第一章

看起來
年輕二十歲的
健美祕訣

五十幾歲人卻擁有二十多歲的身體狀態

我今年五十六歲（注1），但前幾天做全身健康檢查時，發現自己的腦年齡竟然只有三十八歲，骨骼年齡僅二十八歲，**血管年齡也只有二十六歲**。

見過我的人，在得知我的實際年齡時都不約而同感到十分驚訝。

坦白說，「看起來年輕」並非我原本追求的目標。我之所以開始專注於防止老化，是出自內心「對死亡的恐懼」。

家父在六十二歲時因心肌梗塞病倒了。父親體型肥胖，又是個老菸槍，從年輕時便不顧身體健康地投入工作。他的身體一直在極限邊緣掙扎，雖然勉強維持表面的健康，身體卻持續遭受「生鏽」的侵蝕。

當時父親在女子醫大心臟研究所的加護病房昏迷整整四天後，終於保住性命。不過在那之後，他又經歷好幾次生命危機。

約二十年前的作者
體重超過
七十七公斤，
有代謝症候群的
體型……

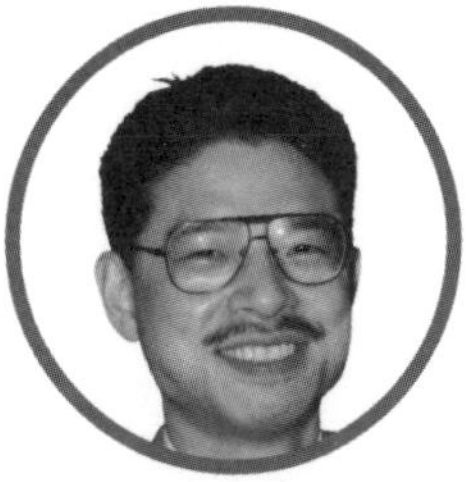

只靠改變飲食內容
與生活習慣……

現在五十六歲！
體重
減輕十五公斤，
年輕了二十歲！

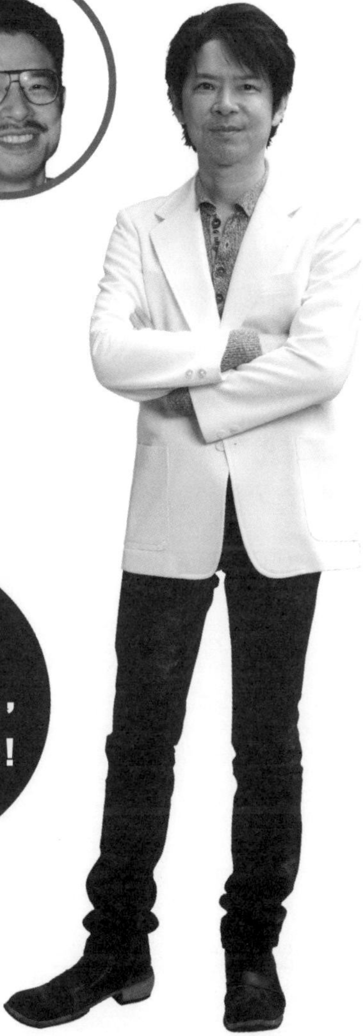

攝影：岡村昌宏

只要細胞健康，就算來自血管的營養補給受到阻斷還是能活下去。然而，父親的情況是細胞和血管都生鏽了，才會引發心肌梗塞，血液滯留導致內臟無法正常運作。

歷經重重險境才從心肌梗塞中生還的父親，往後又陸續受到糖尿病、痛風、腎臟病等種種疾病的侵襲。

1 原書於二〇一二年在日本出版。

「拋下重擔活下去」——四十五歲時的決心

祖父也是在五十二歲時病倒的。

當時仍是二次大戰結束後不久的年代，醫療體制尚未健全，祖父雖是一名醫生，在自己病倒時卻無法獲得妥善的醫療救助，就這樣撒手人寰。

由於親歷這些事，讓我不禁思考，父親和祖父都是在五、六十歲的時候病倒，這個年齡對我來說或許也會是一個「鬼門關」。

開始強烈出現這個念頭是在我過了四十五歲之後的事。當時的身體狀況是，只要稍微逞強，就會出現心律不整的現象。

我心想，自己還能工作多久呢？或許可以再撐個十年吧。不過以這樣的身體狀況撐下去，難保哪天不會出問題。當身體出問題卻沒有餘力挽救，或許將釀成大病，甚至連性命也就此被奪走，再也不能繼續行醫濟世。

一這麼想，我便下定決心**「要將人生的重擔拋棄」**。

在那之前，我的座右銘是德川家康的「人的一生如同負重遠行」。家人、財產、工作，必須負起扶養許多人的責任。男人的生存價值，就是要用雙肩扛起責任活下去。過去的我一直是這麼認為的。

可是過了四十五歲，我猛然警覺這麼做是很危險的。

搭船遇難的人，在船將沉沒時一定會將行李統統拋進海裡吧。為了不和那些行李一起沉入海底，必須盡可能減輕身上的重量。

往後自己也可能會沉入海底。這麼一想，立刻就知道當下該做的是什麼了。除了卸除多餘的重量之外，別無他法。

癌症專科醫師的提醒

身為一名專治癌症的醫師，我在與病患接觸的過程中，免不了會有目送他們離世的經驗，也因此深受影響。

經常意識到死亡的人總是活得很認真。今年內可以處理的事一定會在今年內辦妥，這個月內能辦到的事一定會在這個月內處理好；今日事絕對今日畢，不會拖到明天。這是因為他們知道自己或許沒有「明天」。

隨時意識死亡的生活方式，不可思議地為人帶來「生存的光輝」。這件事讓我不由得開始思考，**人總有一天會死，重要的不是人生的長短而是質量，我們該如何閃閃發光地活在當下**。

身為一名醫師，我經常思考的是如何治療癌症、對抗癌症——用手術切除癌細胞、對病人投以抗癌藥劑、用放射線治療等等，只是這些治療行為同時也給病人的身體帶來負擔。所謂以毒攻毒，就是這麼回事吧。

而且，病人永遠不會消失，總會有新的罹癌病人接二連三地出現。我們和癌症的戰鬥要到何時才會結束呢？**與其在癌症發生之後治療，有沒有辦法在之前就先減少罹患癌症的人呢**？

這些反覆出現在我腦中的思考，不僅為我自己帶來影響，也大大反映在這本書中。在第三章、第四章中提到的生活習慣，有許多都是我在期待「減少癌症」的動機下想出來的。

病患無法對自己動手術，也沒辦法替自己治療，但有很多病患都希望自己也能參與治療過程。面對提出如此要求的病患，大部分醫生的回答都是：「您什麼都不必做，只要乖乖吃藥就好。」

聽醫生這麼一說，病患在受病痛折磨之下，會不分青紅皂白地買許多無法期待療效的營養補充品或健康食品來服用。

但就算採用這種方式，也無法治療癌症或防止癌症復發。想讓病快點好，能做的事還有很多，這就是我在這本書中想說的。

簡單來說，就是「**改變生活習慣**」。

反省至今讓我們身體生鏽的生活方式，找出每一個讓身體生鏽的原因。

為了預防癌症而開展的思考，漸漸演變為延緩「老化」和預防「疾病」的思考。

再加上我自己開始實踐之後，身體確實恢復年輕時的狀態了，所以我非常想將這份喜悅與各位共享。

用五個「不」重返青春！

接下來將介紹我所運用的五個方法，並跟大家一一說明這些方法為我的身體帶來什麼樣的變化。

我第一個改變的生活習慣，就是戒掉「嗜好品」。

1. 不吸菸

在成為醫生時就已戒菸的我，現在更加關注如何杜絕二手菸。

我採取的方法有：不接近吸菸者，不進入沒有劃分吸菸區的居酒屋等店家。

2. 不乘車

人只有用自己雙腳走動才能活下去。如果不動腳走路，血液循環會變差。心臟隨時對全身輸送血液，而送往腳部的血液因無法反抗重力的緣故，很難自行回流。而此時將腳部的血液送回心臟的，就是有「第二心臟」之稱的**小腿**。

當人們躺著睡覺時，血管中有二十％的血液呈凝結狀態，也就是我們常說的「混濁不清」的血液。老舊血液一旦滯留，便會加速細胞的「生鏽」。為了讓血流順暢，最適合的方式就是走路。因此，**請盡可能不要乘車，搭電車時若可以站立，也請盡量不要坐**。

3. 不要咖啡因

我以前非常喜歡喝咖啡，曾有一次空腹攝取咖啡因，導致手術時手部顫抖而大為困擾的經驗。從此之後，我就戒斷咖啡因的攝取，改喝用曬乾的牛蒡製成的牛蒡茶（請參照一四〇頁）。

4. 不吃甜食

下一步要實踐的，就是不吃甜食。

必須做到幾乎不吃點心類的東西，一年頂多吃幾次。

相信這對女性朋友來說，應該特別難做到吧。尤其是疲累時，糖分具有很好的療癒力和消除疲勞的效果。這種現象並非心理作用，而且就醫學角度來看，也是有理論依據的。

糖分在碳水化合物中單位最小，就算不具備任何消化機能，也能藉由滲透壓而讓消化管道吸收，跟著血管送往身體每個部位。

最重要的是，消耗糖分的地方在腦部，腦部除了糖分之外無法使用其他養分。糖分能讓人產生幸福感，提振精神，促進腦部的活性化。

這時你可能會覺得：「什麼嘛！原來攝取糖分只有好處沒有壞處啊！」但這麼想就大錯特錯了。

因為一種稱為「糖毒性」（glucotoxicity）的高血糖，會傷害血管的內皮細胞。

糖分是一種會招來高胰島素的食物。攝取糖分後分泌胰島素，再轉化為脂肪積存於內臟。當內臟脂肪累積越多，血管就會被膽固醇阻塞，引起動脈硬化。

累積過多的內臟脂肪會導致肥胖。只是遇到這樣的狀況，身體也有應對之策。為了抵抗胰島素，身體會發展出怎麼吃都吃不胖的體質。

如果你認為這樣真是太棒了，那又是大錯特錯的想法！

因為這麼一來，將形成「糖尿病」。糖尿病惡化的結果，就是身體會捨棄末梢器官，引發足部壞死與失明的危機。

深知這些弊害的我，當然必須極力控制糖分的攝取。

5. 不吃肉

最後，也是最大的決斷——那就是戒除肉類。

關於蛋白質的攝取，我改吃有「田中肉」之稱的大豆製品。從味噌、豆腐、納豆、豆漿等食物中，都能攝取到優良而充分的蛋白質。

原本我有嚴重的便祕問題，每天早上都得經歷一段痛苦的排便時光。自從開始實行蔬食生活後，痛苦的便祕完全消失了。別說一天一次，有時候吃一餐就要上一次廁所，排得乾乾淨淨。這都是拜具有豐富食物纖維的蔬菜之賜。

長年的蔬食生活中，有一次突然覺得很想吃肉而再次食用，結果嚴重的便祕立刻出現。已經歷過一次暢快排便人生的我，由於吃肉而再次出現便祕問題，實在是非常痛苦的經驗。

不只痛苦，簡直可以說是恐懼。每當用力時，頸動脈的血壓就會升高。為了讓血壓下降，會產生頸動脈竇反射作用，引起頸動脈竇昏厥。

頸動脈中有一處接收心臟訊號的接收體——接收來自心臟的「血壓過高！心血管操勞過度了！」的訊號。

於是，心律不整就這樣產生了。心臟跳動變得不規律，受到壓抑的心臟脈動也變得不穩定。

儘管心律不整不會致死，發生時卻可能引起血管內產生血栓。若血栓衝進腦部，就可能引起腦中風。

嚐過這種恐懼的我，從此便完全斷絕肉類飲食。

不吃肉！改善便祕和體臭問題

我在四十五歲時開始蔬食主義，最先出現的結果是解除了便祕問題。接下來的變化，則是體臭消失了。

體臭產生的原因，幾乎都來自腋下等處的「頂漿腺」（apocrine gland）。頂漿腺在動物界的作用是為了引起異性注意而分泌皮脂汗，也就是費洛蒙。攝取大量肉類和乳製品、或是肥胖的人，血液中的膽固醇多，也容易分泌較多的皮脂汗。

頂漿腺中會繁殖分解皮脂汗的「體臭菌」，因而產生獨特的體臭。

此外，當堵塞毛孔的脂肪被分解時會產生「過氧化脂質」，加上脂肪酸就形成名為「**不飽和醛**」的物質。

你聽過「不飽和醛」這個名詞嗎？其實，它就是惡名昭彰的「加齡臭」（老人臭）形成的原因。

為了減少體臭而勤於使用抗菌用品，或是在肥皂或襪子上拚命下工夫的各位，雖然我很同情你們，但事實是，**想要避免體臭，就必須「戒吃肉和乳製品」以及「避免發胖」**。

日本人原本被認為是幾乎沒有體臭的民族，這是因為過去的日本人長時間不吃肉類，外分泌腺不發達的緣故。反觀肉食文化的歐美國家人民，則有著獨特的體臭。

口臭和腳臭也消失了

當我注意到自己不再有體臭時，發現腳臭也消失了。

我生來個性嚴謹，平時出差或出國旅行時，在下榻的飯店一定會將脫下來的襪子折好。

在我開始不吃肉之後沒多久，有一次出差竟分辨不出折好的襪子哪雙穿過、哪雙沒穿過，外觀看不出哪雙是髒襪子，即使聞味道也分辨不出來。姑且不論這是不是一件好事，總之我的腳現在已經沒有臭味，甚至連大便也沒什麼味道。

本來大便的味道就是因為腸道中的壞菌過剩繁殖而引起的。吃肉的時候，腸道中就會產生這種壞菌。

肉類的食物纖維少，容易導致便祕。加上為了消化吸收肉類，肝臟會分泌消化液「膽汁酸」。**壞菌會將膽汁酸轉變為具有致癌性的「次級膽汁酸」，引發大腸癌。**

這也是草食動物的排泄物幾乎不臭的原因。由植物性食物纖維繁殖的體內菌，不會產生臭味。植物性的食物纖維會不斷吸收水分，使排便順暢，便不會滯留在腸道中，因此草食動物每餐後都會排便。

相對的，肉食動物三天才排便一次，因為若不花這麼長的時間，腸子就無法分解食物成分。而且肉類無法吸收水分，在腸內的流動也不順暢。

除此之外，口臭也在同時間消失了。

這和大便沒有味道有密切關係。

之所以這麼說，是因為口臭其實有一半是「屁」。

很驚訝吧？但這是真的。忍住不放屁的話，你可知道它會跑到哪裡去？首先會被大腸黏膜的毛細血管吸收，接著被血液搬運到肺部，變成從肺泡呼出的氣。本來是羞於在人前放屁才努力忍住，結果卻變成口臭外洩的話，豈不是顯得有些顧此失彼？

總的來說，在我成為蔬食主義者之後，這些「體味」煩惱也都消除了。那陣子，我每天都能實際感受「味道」正一點一點地消失，過著對身體的變化感到雀躍愉快的日子。

皮膚光滑亮澤，更顯年輕！

接下來的變化出現在「皮膚」上。

如同前面所述，人類的「皮脂腺」會隨著肉食和發胖而變得發達。而人體不只腋下有皮脂腺，臉部從額頭到鼻子，被稱為T字帶的部分也有皮脂腺。

一到夏天，多數人都很在意「臉部容易顯得油亮」的情況吧！這也是因為皮脂腺分泌出的皮脂所導致。

皮脂腺發達的人，毛孔有容易堵塞的傾向。毛孔一旦被皮脂堵塞，就成為青春痘菌繁殖的場所，因而長出青春痘。

當毛孔阻塞了太多東西，毛孔開口就會被打開。青春痘、油亮肌和洞開的毛孔，都會讓皮膚顯老，這對在意美容的人來說是絕對要避免的狀況。自從我不吃肉之後，皮膚油亮的情形不再，毛孔也緊縮了，整體肌膚更顯年輕。

或許有人會想，如果不分泌皮脂了，難道不用擔心皮膚太乾嗎？事實上，這一點也不需要擔心。臉和身體都一樣，只要不過度清潔就好了。

自從身體不再發出體臭，我便不太用肥皂洗澡了。這麼一來，就不會洗去多餘皮脂，皮膚依然維持光滑亮澤。何況自身的皮脂就能保護肌膚，沒有比這更令人開心的事了。

戒掉肉食後，不但體臭消失，皮膚也更顯年輕了。可說是一種良性循環。

我就是這樣消除肥胖

與蔬食生活並行的好處，是消除肥胖。

一開始，我實行「**一湯一菜減肥法**」。運用這個方法，一天要吃幾餐都無所謂，但必須限制餐具的數量和大小。

請大家準備**一個飯碗和一個喝味噌湯的湯碗，兩者都必須是「兒童餐具的大小」。此外還要一個放咖啡杯的碟子**。用這套餐具吃飯，而且不能重添，就能確實減少四成食量，達到「六分飽」的目的。

透過這個方法，我的體重從七十七公斤減少到六十幾公斤。不過，一天三餐都得這樣吃是非常麻煩的。譬如應酬時，為了避免失禮，還是得把端上來的菜都吃完。此外，每次吃過中飯都會覺得睏，對我來說也是很困擾的事。

因此我下了一個新決定，那就是**「一天一餐減肥法」**。早餐和中餐都不吃，或只吃水果和果汁、餅乾。到**傍晚肚子餓得咕嚕叫才吃飯**。

現在我依然實行「一天一餐」、「蔬食」及「不吃甜食」。因為一天只吃晚餐，這時我會好好地吃想吃的東西，若是肚子沒有餓到咕嚕叫就只吃六分飽。吃過晚餐後便開始想睡覺了，剩下的時間便是早早準備就寢。

我想，各位開始一天一餐生活後，應該馬上就會有感覺，在早餐和午餐都不吃的空腹狀態下，只要吃一點東西就會非常想睡覺。

其實這才是動物原本的狀態。所有動物都會在進食之後，進入準備睡眠的態勢，這是為了早點**進入睡眠，刺激副交感神經，促進消化**。

儘管所有動物都是這樣被創造出來的，人類現行的生活方式卻很難做到這一點。早餐才剛吃完就得匆匆出門上班，一吃完午餐就得展開下午的工作。由於實在太想睡覺了，只好靠喝咖啡或抽菸等方式提神……明知這樣對身體不好，卻無可奈何。

就算只是為了終止這樣的惡性循環，我也甘於選擇一天一餐。

為了在不被睡意侵襲的狀態下精準完成工作，我認為不要吃早餐和午餐是最好的方法。到了傍晚，肚子非常餓了，此時進食的幸福感也會倍增。空腹真的是最棒的調味料。而用餐之後，我也會將身體交給自然來臨的睡意。

你是否也發現了？這就像是嬰兒的本能，其實也是一般動物的飲食習慣。

後來，我更發現了只有空腹時才會出現的「長壽基因」。關於這個基因的事就先賣個關子，容後再述。

強烈感受「血液在流動！」

經常有人問我：「體力是不是也變得跟年輕時一樣呢？」

我的答案是：「甚至比二十幾歲時更好，狀況絕佳！」

二十幾歲的我，每天都過著不規律的生活。

上午蹺課，從一大早開始一直睡；一旦發現跟不上功課了，又趕緊熬夜惡補。當時的睡眠狀況就是如此不規律。

我也曾徹夜喝酒，還有吸菸的習慣，所以身體總是處於疲憊、不健康的狀態。

相較於現在擁有如此清爽無負擔的身體，真不敢相信自己曾有過那樣的狀況。而最讓我實際感受到「身體充滿活力」的時刻，就是實行一天一餐，吃過晚飯之後的這段時間。

身體攝取食物後血糖會上升，連指尖都開始發暖。手指呈現粉紅色，我可以清楚感覺到血液流過指尖的毛細血管，真實感受到血液再次開始流動。

如果問我，究竟隔了幾年才再次擁有這種感覺呢？其實我也答不上來，畢竟青春期或少年時代也不曾有過血液如此清澈的感覺。

我想一定得回到嬰兒時期才有辦法體會這種狀態吧。小嬰兒吃過東西體溫就會上升，吃飽了就會開始睡覺，他們這時臉上露出的大抵都是幸福的表情。

活了超過五十年還能再次擁有這種感覺，應該沒有比這更值得感恩的事了。

打造高抗壓體質的訣竅

我晚上一過九點就想睡覺，大概都會在十點前入睡，隔天早上四點到五點之間就會醒來。

身體在這段時間會分泌讓肌膚重返年輕的荷爾蒙，而能夠在這段時間入睡，也是一天一餐的功效。

除此之外，我還因此更懂得如何與壓力相處了。即使白天發生了令人光火的事，只要睡一覺我就會忘記。

大家一定都有過「鑽進被窩裡正想睡覺時，白天經歷的煩心事和討厭的記憶突然湧上心頭」這樣的經驗。

我也會這樣，一鑽進被窩就開始想著：「啊，那件事真讓人難以接受……」只是我頂多想個幾秒鐘，睏意就會不由分說地找上門來，擾人的念頭便馬上從腦中離開了。

當壓力特別大時，念頭有可能無法一次就完全從腦中離開，在睏意的浪潮之間再次來襲，我又會開始想著「那件事真是太過分了……」而悶悶不樂。

但即使如此，到了第三次，就連自己到底為什麼生氣都忘了。這是因為在睡眠之中，腦中**名為「海馬體」（hippocampus）的部位會區分記憶，將不需要的記憶送往腦海深處**。

人生不可能每天都是快樂的。可是不睡一覺隔天就不會開始。鑽進被窩就像按下重整按鈕，為明天新的一天做準備。

擁有睡眠這個好夥伴，就是打造高抗壓體質的訣竅。因此，我建議大家最好養成日出而作、日落而息的習慣。

生理時鐘由腦中分泌的快樂荷爾蒙——「血清素」（serotonin）支配。人在曬到陽光時，腦中會開始分泌血清素，重整生理時鐘。

因此睡到日上三竿的人，生理時鐘會越來越亂。此外，當有著「快樂荷爾蒙」之稱的血清素分泌不足時，還可能引起憂鬱症，譬如學童就容易產生拒絕上學的行為。儘管同樣是睡八小時，睡眠品質卻有天壤之別。

我總是跟著太陽起床，一起來就雙手合十，對太陽說：「太陽公公，今天一天也拜託您了。」冬天時節，從我的公寓窗口還可以望見富士山，這時我也會順便拜託一下富士山。

接著我會動動身體。起床後可不能坐在沙發上看電視，即使只是走到玄關拿報紙都好，也可以遛狗散步，或是去便利商店買礦泉水。總之，就是要讓身體動一動，讓自己醒過來。

南雲流重返年輕醫學

持續這樣的生活習慣一段時間後，我的身體產生很大的變化。

其實一開始並非以「變年輕」為目的，只是不希望像父親或祖父那樣罹患心臟病，不想再讓身體生鏽，所以才想改掉生活中會讓身體老化的不良習慣而已。

自古以來便有「人生五十年」的說法，我則是**從五十歲之後，決心要採取不讓年齡增長的生活方式**。

當然，已經「生鏽」的地方，要除鏽並不是那麼簡單的。

比方說，不論是想清除血管中的「鏽」，或是讓生鏽的細胞恢復原狀，都非一蹴可幾。也正因如此，越早開始「不讓身體生鏽的生活方式」越好，而且一定要有毅力持續下去。

這套「不讓身體生鏽的生活方式」，全部都是有醫學根據的。實行的結果，不但讓我擁有比三十幾歲還年輕的外表，甚至身體狀況比二十幾歲還要好。

我體驗到的是，只要實踐醫學，就能讓年輕時因為不懂養生而生鏽的細胞和血管恢復年輕。

實際年齡五十六歲，血管年齡二十六歲，這個事實勝過一切雄辯。

在這之前，我一直很恐懼年齡增長，現在卻每年都期待著過生日。我想用自己的身體做實驗，證明「南雲流重返年輕醫學」的功效。四年後，我即將迎接還曆之年（六十歲），如果還能維持如今的年輕外貌，就可以身為「還流偶像」出道了呢。

我的**目標就是，保持茂密的頭髮、光滑的皮膚以及腰部的葫蘆曲線，迎向一百歲生日！**

五十幾歲只是人生的前半段！

就算「看起來比實際年齡年輕」，我也無法活超過一百二十一歲。這是因為下一章提到的細胞時鐘「端粒」（telomere）將會耗盡的緣故。

如果端粒在五十或六十歲就耗盡了，那也不是細胞時鐘的錯，而是後天不良的生活習慣招致的自作自受。

只要徹底改變自己的生活型態，排除環境中會耗損端粒的要素，你的端粒就不會那麼容易耗盡。

如果大家都過健康的飲食生活，養成健康的生活習慣，停止破壞地球環境，就能活到一百二十一歲。到那時候，或許普羅大眾會將五十歲當作「青年」來看待。

在下一章中，我將解說關於老化（身體生鏽）發生的原理，以及著手預防的飲食習慣和生活習慣。

第二章

老化和疾病都是因為身體「生鏽」了！

1／「生鏽」有三種

◎從誕生那一刻起，人就開始生鏽了

人的身體從誕生到地球上那一刻起，就開始受到「生鏽」的威脅。

「生鏽」在體內形成網狀擴散，破壞各種臟器。

此外，細胞層級的「生鏽」，會用肉眼不可見的形式改寫遺傳基因，甚至可能令細胞分裂停止。

如果用「生鏽」的說法難以理解的話，請試著想像金屬生鏽的情況——鏽蝕成紅黑色，不久後開始支離破碎，金屬漸漸崩落。會有這樣的變化，是因為金屬表面由水和氧氣引起化學變化的結果。

人體的「生鏽」也是一樣。因氧化作用而在表面產生的物質，就是「鏽」。

不過產生這種變化，還需要一種促進反應的物質，那就是「觸媒」（催化劑）。還記得小時候做過的理化實驗嗎？要使過氧化氫水產生氧氣，得先加入黑色塊狀的二氧化錳。二氧化錳就是觸媒的一種。

促使「生鏽」產生的觸媒是鹽分，這也是為何金屬泡在鹽水中會比泡在純水中容易生鏽的原因。

人體和金屬一樣會「生鏽」，促使人體生鏽的觸媒有很多種。

氧氣在一般狀態下會安定地融入血液之中，送往全身各處以維持生命。可是，當氧氣活化過度時會成為「活性氧自由基」（reactive oxygen species），而人體內存在著許多可能引發活性氧自由基的觸媒，像是酵素或化學物質等等。

人類從誕生起就面臨身體「生鏽」的危機，因此在生活中該如何預防，或如何與可能引起生鏽的物質和平相處，就成了重要的課題。在這場拔河中，若是氣勢輸給「生鏽」的話，就會一路老化下去了。

◎容易「生鏽」的地方之一——血管

引起「生鏽」的主要因素是氧氣和水。而人體中最多這種東西的地方，換句話說，也就是最容易生鏽的地方是哪裡呢？

沒錯，就是血管之中。血管中隨時都有血液這種水分流動著，也無時無刻地在輸送著與血紅蛋白結合的氧氣。

負責將氧氣和養分送往全身各處的血管，同時也是最容易受氧化的地方。這是因為，**血管既是上水道，也是下水道**。體內積存的老廢物質也會通過血管排出體外。

不只如此，血管中更充滿因吸菸、飲食生活、環境污染等所造成的有害物質，以及來自壓力和過敏等原因而進入體內的化學物質。

這些物質都成為觸媒，在血管內側細胞「內皮細胞」上引起「生鏽」。

鐵生鏽時，表面會產生紅色凹凸的鏽蝕物。血管的內皮也一樣，一旦髒污物附著後，就會從那裡開始產生小小「鏽蝕」般凹凸不平的情形。

形成觸媒的髒污物更容易累積在凹凸不平的內皮細胞上，使凹凸不平的面積越來越大，「生鏽」反應也越來越擴大。

這麼一來就成了惡性循環。即使一開始會在人體的自癒反應下復原，但不久後，「生鏽」的情況會潛入內皮細胞下擴散開來，造成血管內腔狹窄、血流不順暢，這就是「動脈硬化」。

可是到了這個地步，大部分的人外表還是看不出症狀，也因此毫不在乎地繼續抽菸、暴飲暴食和熬夜。

◎血管「生鏽」容易引起的疾病

「生鏽」之處容易堆積髒污物，髒污物再引起「生鏽」，這就是「生鏽」造成的病態。

抽菸和吸進排放廢氣，會使好幾種有害物質進入血管中流動。吃甜食、即食食品和不必要的藥物，也會造成血管內皮細胞損傷，並因而「生鏽」。

在這個階段，只要你馬上戒菸、停止過食、攝取新鮮蔬果、經常健身，過著早睡早起的生活，身體就會啟動與生俱來的創傷治癒機能，修復內皮細胞，洗去生出的鏽。但若繼續過著不知養生的生活，「生鏽」就會深入底層擴散，最後引發各種疾病。

以下先為各位列舉「生鏽」會引起哪些疾病。

【心肌梗塞、中風】

血管內皮細胞生鏽，致使血管內腔狹窄，引起動脈硬化。

這樣的「生鏽」，甚至可能完全阻塞血管。剝落的「鏽蝕物」堵塞，使血液無法再往前流動時，便會引起心肌梗塞和中風。

「梗」和「塞」都是堵塞的意思。換句話說，血管被堵死了，導致前方組織乾涸死亡，這就是梗塞。

【缺血性心臟病引起的間歇性跛行、心絞痛】

血管內腔因「生鏽」而阻塞時，一開始雖然沒有明顯症狀，但當血管狹窄至原本的二十五%以下時，血流會突然中止。若是發生在腿部血管，只要稍走幾步路，腿部肌肉就會陷入缺氧狀態，疼痛疲累，必須休息一下才能繼續走。這在醫學上稱為「間歇性跛行」。

同樣情形也會發生在心臟。原本心臟就沒有感受痛覺的知覺神經，因此一開始的症狀頂多只有喘不過氣，很難察覺出了問題。

不過，當心臟周圍的冠狀動脈細窄至原本的二十五％以下時，血液將無法通過，心臟不再動作。如此一來，周圍臟器全都會陷入缺氧狀態，這時簡直就像陷入地獄般痛苦。這就是「心絞痛」。

就像這樣，因「生鏽」引起的血液循環不良所導致的疾病，通稱為「缺血性疾病」。

【主動脈剝離、顱內動脈瘤、腦溢血】

若血液流進因「生鏽」導致內皮細胞剝落之處，引起主動脈破裂，就會產生「主動脈剝離」。變得脆弱的腦血管若像氣球一樣鼓起，就會形成「顱內動脈瘤」。動脈瘤一旦破裂，就會導致「腦溢血」。

【失智症】

這是以往被稱為「癡呆」或「老人癡呆」的病症。最初的「記憶障礙」就是由腦中末梢血管的「生鏽」所引起。

由於吸菸、糖尿病、動脈硬化、高血壓及高膽固醇都會造成血管時而堵塞的狀況，在不知不覺中，腦中各處都出現名為「凹陷性腦中風」（lacunar stroke）的小型梗塞，形成記憶障礙的原因。「lacunar」在拉丁文中有「小型凹陷」的意思，這種病症好發於高血壓患者和高齡者身上，病狀產生時，病人幾乎沒有自覺症狀。

儘管沒有自覺症狀，腦中各處的末梢血管則確實堵塞，產生許多小型凹陷，造成病人「最近很健忘」的情形。此時若去做腦部斷層掃描或核磁共振檢查，會發現腦中到處都有小黑影。小歸小，還是改變不了梗塞的事實，而且腦組織一旦死亡便不會再生。當記憶障礙持續惡化，最終將導致「腦血管性失智症」。

人體全身上下每個角落都有血管運行，只要血管一生鏽，就會引發各種問題。血管的「生鏽」會為所有臟器及組織帶來危機。換句話說，有多少臟器和組織，就可能有多少疾病名稱產生。

◎容易「生鏽」的地方之二——臟器

除了血管之外，生鏽還容易從一個地方發生擴散，那就是臟器。就像車子和電腦內部都由許多重要零件構成般，人體也是由許多臟器組成。即使沒有全身性的問題，也可能某個內臟已經生鏽了，這種情形很常見。

關於失智症還有一種，那就是「阿茲海默症」（Alzheimer's disease）。阿茲海默症的成因，是腦中「鏽蝕物」沉澱引起的。就算腦血管沒有堵塞，腦中血液流動順暢，但「鏽蝕物」隨著血管被帶往整個腦部，不需多久，腦部的活動就會停止了。

這種「生鏽」的真面目就是「類澱粉蛋白」（amyloids），一種纖維狀的蛋白質。就像生活中不免產生的垃圾，「類澱粉蛋白」是一種當人體的免疫系統運作時，罹患類風濕性關節炎等慢性炎症時，或是長時間接受透析治療時所產生的廢棄物。不只是腦部，更存在於身體所有臟器之中。

和「類澱粉蛋白」一樣，使臟器生鏽的蛋白質之中都存在著「普恩蛋白」（prion）。提起普恩蛋白，最為人所知的就是讓牛食用牛肉骨粉而產生的牛腦海綿狀病變（狂牛病），它就是狂牛病的成因。根據醫學報告，包括發生於有食人風俗的巴布亞紐幾內亞的克雅二氏病（Creutzfeldt-Jakob，一種發生在人類身上的傳染性海綿狀腦病變）在內，當動物發生食用與自己同種動物的情形時，便會產生傳染性海綿狀腦病變。這是大自然給生物的警示，如果食用與自己相近的物種，必會遭致毀滅。

關於「食」，在本書第三章會有更詳細的說明。

◎容易「生鏽」的地方之三——細胞

人體中，小至細胞等級都是會「生鏽」的。

細胞的「生鏽」，無法從醫學檢查中找出來。一旦發現，幾乎都已經是由該細胞構成的臟器或身體部位「生鏽」的時候了。

究竟細胞的哪個部位會生鏽呢？細胞的中心稱為「細胞核」，核中有四十六條「染色體」。基因存在於染色體中，因此，**細胞的生鏽也就是基因DNA的生鏽**。這將會決定我們的壽命。

那麼，如果不讓細胞生鏽，我們是否就可獲得永生呢？很可惜，並不是這樣的。人類總有一天會面臨死亡。當我們誕生時，細胞中就已被嵌入一組「時鐘」了。為什麼我們的年紀會增長？為什麼身體會老化？又為什麼會迎向死亡呢？更重要的，當人類這種生物極力排除「生鏽」時，究竟能夠活幾年呢——這些疑問充斥在我們心中。

解答的關鍵，就在細胞的構造原理之中。

接下來，我將與各位談談細胞成長與老化的決定過程，以及司掌壽命的「細胞時鐘」是什麼。

2／決定生命長度的「細胞時鐘」

◎地球上所有生物具有共通的材質

細胞是構成生物形體的最小單位。

細胞的大小約為十微米（micron）。超過這個大小，養分就無法傳遍，若比這還小的話，要做出一個身體就需要準備更多細胞，不符效率。

細看人體所有器官，細胞大小都是共通的。無論是心臟細胞還是皮膚細胞，大小都一樣是十微米，而人類的身體就是由無數十微米大小細胞所構成。

除了人類，老鼠或貓、狗和大象，也都是以十微米的細胞做出來的。不因大象形體大就有大的細胞，所有動物的細胞大小都是十微米。這是基於細胞若比十微米大上幾倍的話，養分無法傳遍細胞，細胞就會死亡、消滅。

「所有動物都和人類有著相同的細胞」。乍聽這句話而感到驚訝的人想必不少，但這卻是毋庸置疑的事實。單一細胞的形狀，在所有動物身上都是相同的，不同的只有其中的基因情報而已。

想想，這也是理所當然的。因為所有生物皆來自同一祖先，所有生物的祖先都是從海洋誕生的。

動物從魚類開始進化、分支，漸漸分化為兩棲類、爬蟲類、鳥類以及哺乳類。進化過程中基因情報被漸漸改寫，有些生物捨棄了鰓，來到陸地生活；有些生物則長出羽毛，變成禽鳥。

現今生物體系分支龐雜多樣，形成了地球上各種各樣的生物，但構成一切生物的細胞還是相同的。我們可以說，地球上所有生物都擁有共通的材質。

◎區區「十微米」如何形成一個身體

那麼，十微米究竟有多大呢？

十微米，即是一公釐的百分之一。看似很小，但這樣的大小有其意義。

將養分搬運到全身的是血管。無論身體有多大，血管都能將營養運到全身各個角落。只不過細胞中並沒有血管或心臟這樣的搬運器官，而是充滿名為「細胞質」的膠狀物質。

細胞如果太大，養分就無法充分輸送到達全體；若是太小，要做出一個個體需要耗費的時間則太龐大。所以，能讓每個角落都接收到養分的最大限度，就是十微米。

我們的身體到底需要多少這種大小的細胞才能組成呢？一個一個累積的話實在是太慢了。

擁有良好效率的方法是什麼呢？大家可還記得賣膏藥的順口溜是怎麼說：「拔出刀光四射的冰刃，一張懷紙變兩張、兩張變四張、四張變八張、八張變十六張、十六張變三十二張……」

細胞的增生也是這樣。一個變成兩個，兩個變成四個，四個變成八個，以倍數方式分裂、增加。

無論是哪一種動物，最初都只是一個十微米大的受精卵。為什麼不同動物成長之後的大小會有不同呢？那是因為細胞的個數不同。至於細胞個數為何不同，是因為細胞分裂的次數不同。

所有動物的大小都由細胞分裂的次數決定。大象有大象的大小，老鼠有老鼠的大小。

◎人類身體由多少細胞構成

像這樣，細胞反覆分裂，分裂十次就變成一千零二十四個，大約是一千個，有三個零喔。分裂二十次就有六個零，約一百萬個。分裂三十次是九個零，約十億個。而分裂四十次就有十二個零，約一兆個細胞了。

單一細胞只要分裂四十次就變成一兆個，速度實在驚人。

一邊長度為十微米的細胞，藉由數量的增加，體積也增加了。

像骰子這樣的立方體體積算法是邊長乘以三。**分裂十次的體積是一千倍的話，邊長就是十倍**。一個大小約十微米，也就是〇．〇一公釐的細胞分裂十次之後，邊長約為十倍，也就是〇・一公釐。

那麼有一百萬個的情形又是如何呢？乘以邊長的十倍，就是一公釐。十億個的情形呢？邊長乘以十倍後形成「十公釐」，就是「一公分」。分裂三十次，變成十億個的細胞聚集在一起，大小是一立方公分，以水來說的話就是一ＣＣ。

一ＣＣ的水重量是一公克，所以一立方公分細胞的重量也相當於一公克。**十億個細胞的重量是一公克**的話，其一千倍，也就是**一兆個細胞的重量是一公斤**。一個中等身材的成人體重約是五十公斤。**若一公斤是一兆個細胞，五十公斤的人就是由五十兆個細胞所構成**。

那麼，已經分裂為五十兆個細胞之後，細胞還會再繼續增加嗎？

答案是不會增加。

這就是人類的誕生與壽命的關鍵所在。

以下就來說明原因吧。

◎細胞分裂的次數逐年遞減

構成一個人類形體的第一個細胞是「受精卵」。這個受精卵會以快到令人目不暇給的速度進行細胞分裂，最後做出人的形體。

胎兒階段的細胞自受精便不停地持續分裂，直到完成嬰兒的身體。換句話說，**細胞只要在母親腹中就永遠處於分裂狀態，不會死亡**。

這真是非常值得感恩的事。如果母親懷胎十月期間細胞也會死亡的話，就會產生體垢和糞便，母親肚裡的狀況可就不得了了。

那麼，出生之後的情形又是如何？出生之後，人體會開始「新陳代謝」，老舊細胞會隨著時間流逝而死去，新的細胞會再生。

不斷褪去老舊外殼而成長的細胞新陳代謝是很激烈的。畢竟在嬰兒期、幼兒期、少年時期這十幾年的成長過程中，身體持續變大，因此也是理所當然的。

而進入青春期，細胞分裂的次數便開始遞減。

取出一個剛出生的嬰兒細胞試著培養的話，就可知細胞分裂的次數能達到四十五次。然而進入青春期，其細胞分裂至二十五次就停止了。

分裂次數減少到二十五次之後，新生細胞和死亡細胞的數量剛好一致。這意味著成長期結束，這個年輕人已經不會再長高，此後將維持固定數量的細胞，而且這個數量的細胞將會不斷反覆新生與死亡。

再看看數十年後的老人細胞吧。老人體內細胞分裂的次數只有十次就停止了，新陳代謝衰退，不再創造新生組織的人體，會漸漸變得乾燥，開始出現老朽的情形。

最後，**當一切細胞停止分裂時，就是生命終結的時刻**。

我們稱這為「自然死亡」（apoptosis，細胞凋亡），也就是「壽終正寢」。

◎細胞時鐘「端粒」的由來

在這裡，各位或許會產生一個疑問。

「為什麼細胞會隨著年齡增長而減少分裂次數呢？」

胎兒時期細胞永遠分裂，成長期結束於二十五次，老年期分裂停止於十次，而到了細胞不再分裂時就是「死亡時刻」，看起來簡直就像細胞分裂掌握著人類的死期似的，這確實令人不解。

但事實上，由於**細胞裡置入了決定細胞分裂次數的「時鐘」**，而這細胞時鐘的真面目就是「端粒」。

端粒的英文是telomere，其中「telo」指的是「尖端」，「mere」指的是「部分」的意思。「端粒」正是位於基因ＤＮＡ的「尖端部分」，狀似繩結的東西。

一如各位所知，基因是由絲狀的雙螺旋ＤＮＡ所構成，我們靠著正確地複製基因才能遺傳後世。

細胞分裂這一「複製」過程，絲狀的ＤＮＡ尖端有可能散開或纏繞在一起，如此一來，遺傳情報將產生變化，誕生不一樣的生物。

因此，**DNA尖端防止散開的繩結上便有了端粒**。端粒團團纏捲著尖端部分做為保護，防止ＤＮＡ散開。

但這樣的端粒作用還是有其極限的。

ＤＮＡ分裂時，在「ＤＮＡ聚合酶」（DNA polymeras）這種複製酶的作用下被完美複製。胎兒時期，端粒上也有叫做「端粒酶」（telomerase）的複製酶，作用是複製端粒本身。不過當新的端粒一產生，複製酶就停止活動了。因此，**細胞越是分裂，端粒就會越縮短**。

幼兒期的端粒長度充足，但隨著年齡增長，端粒卻會一點一點減少。當減少到了最終階段，細胞就會停止分裂，這就稱為細胞凋亡。

生物在出生時便決定了細胞分裂的次數，因此無論多麼健康，也無法活過端粒的極限。

基於此，端粒才會被稱為「細胞時鐘」。

◎蟬一生中的最後七天

「為什麼人體內會被置入像是定時炸彈一般的裝置呢？如果端粒能永遠保持一樣長度，人就能長生不死了！」

相信一定有人會這麼想吧。不過請試想一下，如果人類長生不死，地球上的人口將會不斷增加，後果可就不堪設想了。

「可是，要是我們的身體裡有端粒酶，就能不老不死了不是嗎？」

如此一來，在不老不死之前，得先擔心身體無法停止成長的問題。如果細胞不會死滅，只要分裂四十次就達到一公斤，分裂五十次就達到一噸，六十次是一百萬噸。拖著一副無止盡巨大化的身體，根本無法生存。

我們生而為人的使命並非「永生不死」，而是「傳宗接代」。這一點，只要觀察人類以外生物的一生就很清楚了。

蟬花上整整七年的時間待在土裡，只靠吸收木汁，在缺乏足夠營養的狀態下細水長流地活了七年。七年後，終於來到地面上的蟬，即將展開的卻是生命中的最後七天。

在這七天中，蟬會不斷鳴叫，這是為了找尋伴侶。幾天後就要死了，所以在死之前必須留下子孫後代才行。

蟬找到各自的伴侶後便會進行交配。當新的蟬卵產入泥土之中，蟬就會落地死亡。既沒有生病或營養不足，也沒有受到外敵襲擊。即使如此，時間一到，蟬還是會「死亡」。因為在產子的階段，端粒就已結束了。

打從來到地面的那天起，蟬的端粒在僅僅七天之中消耗殆盡，結束一生。

接下來，我們看看最接近人類的黑猩猩吧。

根據進化生物學者長谷川真理子的研究，至今最長壽的野生黑猩猩是住在坦尚尼亞貢貝溪國家公園中的「佛柔」，她在推測三十三歲時生下「福林特」，並在推測四十歲時生下最後的孩子「佛雷姆」，最後在四十二歲時死亡。

在黑猩猩之中屬最長壽的她，為什麼能活到這個歲數呢？那是因為她直到死前都不斷生產的緣故。她到四十歲都還在生產，推測月經結束於四十一歲。

而當她在這世上的使命結束後，便迎向了死亡。**所有動物的端粒都注定在生殖機能消失後耗盡**。

◎人類為何在生殖年齡結束後仍活著？

「哪有這種事！」或許你會這麼反應。畢竟世上還是有很多女性在停經後仍活得好好的。

「如果所有生物在生殖機能消失後端粒就會耗盡，人類為什麼在那之後還能繼續活著？」

會產生如此疑問很正常。原因就出在人類繁殖能力的「低落」上——人類的生殖能力和其他生物相較極低，就算發生性行為也未必會受精，更何況一生中生下的後代數量也不多。

不僅如此，人類生下來後需要很長一段時間才能獨立，其他動物則多半在離乳之後不久就能自行找尋食物，獨立生存。反觀人類小孩沒有父母餵食就活不下去。就這層意義來看，人類實在是競爭力很低的生物。

因此，**人類為了降低乳幼兒的死亡率，必須想盡辦法保存物種**。

好不容易誕生下來，而且是柔弱無力、無法自保的珍貴生命，若想延續它，光靠雙親的力量是不夠的。於是，人類開始以共同體的方式守護生命。如果母親分泌不出母乳，便由其他人代替；或是母親無法照顧孩子，也可由其他人幫忙看顧。

人類由此發展出被視為當今社會原型的「共同育兒系統」。根據長谷川真理子的學說，如此的發展，形成人類女性在停經之後仍有必要生存下去的結果。

這是一項改變人類命運的「進化」。停經後便死亡的人類逐漸滅絕，唯有具備「停經後細胞仍持續分裂」新基因的人類存活下來，成為今日人類的祖先。

◎竹筍理論——人類關節生長點與竹節相似

一到春天就探出地表的竹筍，垂直剖開後，可以看到許多竹節。這些竹節是生長點，竹子便是從生長點開始生長、拉長的。

人類剛好也在關節的部位有著生長點，從生長點處不斷產生軟骨，拉長身高，和竹子的成長非常類似。儘管身高因人而異，關節的數目卻是人人相同，只是每個人骨頭的成長度不同，因而造成身高差異。此外，骨頭成長時都是一起成長，停止時也是一起停下，不會只有右邊成長，或左邊先停止成長的情況。

相同的道理，竹筍的竹節數量也是早就決定好的。你可以**試著數數看竹節的數量，和成長後的竹子上竹節的數目是一致的**。拉長時同時伸展，以一定次數進行細胞分裂後，結束生長。

決定竹節數量和決定細胞分裂次數的，都是基因。竹子會如何生長，是與生俱來的基因早已決定好的，而這個道理也能完全應用在人類身上。

◎決定人一生轉換期的「二次方假設」

竹子的生長點（竹節）和人類的生長點非常相似。竹節的數目是早已決定的，而生長點的間隔在越年幼時越短，隨著年齡增加，與下一個生長點之間的距離會越來越長。

接下來談談人類到底能夠活多久。

已故的京都大學數學學者森毅教授所提倡的「二次方假設」，在說明人類壽命時非常值得參考。

根據森教授的假設，人類的生長點可區分為「十一個階段」，並適用於二次方法則，在最初階段間隔頻繁，隨著年齡增長而逐漸拉長。

第一階段　一的二次方——一歲前（乳兒期）
第二階段　二的二次方——四歲前（幼兒期）
第三階段　三的二次方——九歲前（小兒期）
第四階段　四的二次方——十六歲前（青春期）

第四階段剛開始的十歲，正是發展「第二性徵」的年紀。此時長出體毛，性器官和乳房開始發育，女性初潮也在這之後來臨。而「十六歲」則是「成長期的結束」。此時細胞總數已到達約五十兆個，分裂次數已達二十五次，往後不會再增加身體細胞的數量，也不會再長高了。

不過，以二次方前進的人體變遷將持續著。這時候，人類失去青春，開始步向老化的過程。

我們接下來看看每個階段會有什麼樣的變化吧。

◎老化依序帶來的改變

第五階段　五的二次方——二十五歲前（青年期）

常聽人說「二十五歲之後皮膚開始變差」，就是因為從這個年紀起，人類也開始面臨老化。

女性荷爾蒙的分泌在二十五歲前達到巔峰，二十五歲之後就一路下滑，皮膚也較容易乾燥，並產生斑點和細紋。

第六階段　六的二次方——三十六歲前（壯年期）

就醫學觀點而言，三十五歲以下罹患癌症的機率是很低的，所以這時期的癌症又稱為「青壯年癌」。三十六歲之後，則是癌症好發的年紀，有必要開始採取不易罹患癌症的生活方式。

第七階段　七的二次方——四十九歲前（中年前期）

這時已來到前面提過的「人生五十年」階段。女性在此時期停經，換句話說，這個階段也是生殖停止的年齡。若是其他生物，在這個階段壽命已走到盡頭。

第八階段　八的二次方——六十四歲前（中年後期）

這也是一般人「退休」的時期。附帶一提，六十四歲是日本昭和三十年（西元一九五五）間的平均壽命。將退休年齡設定為六十至六十五歲，就表示人類必須一輩子工作至老死。退休制度制定於第二次世界大戰之後，由屆齡設定也可看出當時的時代背景。

第九階段　九的二次方——八十一歲前（老年期）

目前人類的平均壽命大致與此時期相同，推測今後的人類壽命還將繼續延後下去。

第十階段　十的二次方——一百歲前

這是堪稱長壽的年紀了。

◎人類能夠活到一百二十一歲！

最後，終於來到第十一階段。

第十一階段　十一的二次方——一百二十一歲

活到此時，就是「自然死亡」，迎接壽命終結的時刻。

不論是日本人、美國人、中國人，人類的生命界限一樣都是一百二十一歲，因為端粒最多於一百二十一年就會耗盡，天生就是這樣設定的。

「可是幾乎所有人類都在一百二十一歲前就自然死亡了啊！」

你也有這樣的疑問吧？這是因為我們過著過度損耗端粒，使其短縮的生活方式的緣故。

此外，地球上也充滿許多令端粒短縮的因子，環境污染就是其中之一，還有排放廢氣和水質污染都會減低細胞分裂的能力。

吸菸與暴飲暴食、壓力等等，也都是造成端粒耗損的原因。

端粒雖是隨著年齡增長就會縮短的東西，每個人耗損的方式卻各自不同。除了每次複製基因時都會耗損之外，**傷害身體的生活習慣將會造成細胞分裂旺盛，也就等於不斷加強耗損端粒**。另一方面，隨著年齡增長，細胞分裂的次數遞減，端粒也會慢慢減少。

只要端粒有限，人就不可能永生。然而「長壽」卻是可以實現的。

那麼，我們該如何看待生活在地球上的各種要素呢？

3／為了不讓「細胞時鐘」停下

◎癌其實是「過度努力的細胞」

綜上所述，老化就是當細胞時鐘生鏽時，引起的「細胞分裂次數減少」。

不過細胞也並非等閒之輩，不會乖乖任由生鏽產生。面對動不動就罷工停止的細胞時鐘，細胞會想盡辦法讓它再動起來。這是人體與生俱來的恢復力與生命力。

人在受傷時，不須幾天就會長出一層薄皮，逐漸將傷口修復起來。這是因為當細胞遇到受傷這類緊急狀況時，會比平時更努力分裂，以便治癒傷口。

如果此時的細胞分裂次數有所克制的話，那問題比較小。可是細胞有時卻會「過度努力」，分裂到使皮膚隆起的程度，形成俗稱的「蟹足腫」（keloid）。多數人都會在意燒傷之後留下的蟹足腫疤痕，其實這種疤痕正是身體努力想「治癒」而產生的過剩反應。只要想像成是身體為我們努力加油的結果，原本討人厭的傷疤也就變得可愛多了吧？

蚯蚓是管狀動物，而人類的身體也像這樣由許多管狀組成。比方說，從口腔到肛門是一條「消化管」，從鼻子到肺部是一條「氣管」，這些管子都與外界相接，而為了阻絕外來的有害物質、保護自身，管子的表面都有著名為「黏膜」的防護罩。

但是，當人類吸菸或暴飲暴食，就會對黏膜造成損傷，這損傷就是「潰瘍」。罹患胃潰瘍時，只要絕食一段時間，注射一個禮拜的點滴就會痊癒了。這時發揮作用的其實不是外服藥，而是不養生的行為停止了一週，而這段時間裡潰瘍周圍的細胞拚命分裂，治癒了損傷。

儘管細胞這麼努力，當我們不痛了、痊癒之後卻又開始不養生的行為。如此反覆循環，每一次的細胞分裂都在消耗體內的端粒，讓細胞分裂面臨極限。

此時，**會出現一種永遠不停分裂的修復細胞，這救世主的名字就是「癌細胞」**。

換句話說，**癌細胞的發生，其實是人類虐待自己身體，導致身體產生過度防衛反應的結果**。癌細胞絕不是為了殺害人體而出現。罹患癌症雖是很嚴重的事，但請先回頭省思是不是自己先做了傷害身體的事。此外，也想想包括自己在內，全體人類對環境造成什麼污染。

我們不但不該憎恨癌，反而應該對它說聲謝謝。

「原來如此，你是為了想盡辦法治好我的身體才出現的，只是努力過了頭而已呀！」我認為，我們應該抱著這種心情和癌細胞對話。

◎「人體」有限，「基因」不老不死

話說，究竟為什麼癌細胞會無限增殖呢？那是因為，癌細胞是一種「不老不死」的細胞。人體細胞的端粒中不含複製酶「端粒酶」，總有一天會耗盡而無法再行細胞分裂。相對的，**癌細胞中卻有端粒酶，能夠永遠不斷地增殖**。

不過，人體中也有一個「不老不死」的細胞，那就是內含「遺傳情報」的生殖細胞。生殖細胞中存在著端粒酶，能夠達到完全複製，因此胎兒在母親腹中時細胞不會死亡，而是持續分裂。只不過從我們降生到世上的瞬間，端粒酶就停止活動，我們也從此背負迎向死亡的命運。

我們的「身體」是有限的，甚至就在當下，組成你我身體的一切細胞都會在九十天後死亡、消滅。

大家聽過「皮膚每二十八天更新一次」的說法嗎？上皮組織不間斷地形成體垢剝落，底下再生出新的皮膚。消化管的黏膜速度更快，只要幾天就更新一次——當口內燙傷時，隔天就大致痊癒了，足以證明之。

更新速度最慢的骨骼和肌肉細胞，也只要九十天左右就能完成更新。九十天後你我的體內，將不再有任何一個細胞是今天留下來的。

也可以說，人體只不過是一個「暫時的容器」，真正永恆的是交接給下一代的基因。

我們的身體只是一個生而有涯的容器，但基因情報卻一定能由子孫們傳承下去。

和其他結束生殖之後壽命也面臨終結的生物一樣，人類真正的使命，不過是「物種保存」而已。

◎傳承自先祖，遺留給子孫的東西

我們的身體，奠基於來自父母的生殖細胞，並傳承來自父母的遺傳情報。

在生物學上，每個人都擁有雙親，再往上則有祖父母四人，繼續往上則是曾祖父母八人。照這樣推算下去，回溯四十代之前，也就是距今約一千年前，「創造」出今日的「我」的祖先，已超過一兆人。

人類繼承超過一兆位祖先的基因，在找到自己的伴侶之後，還會將相同的基因繼續傳遞給後代子孫。

我認為，自己之所以會成為醫師，也是因為繼承來自先祖們的基因，特別是來自我父親的生存之道，除此之外，別無其他。

一九七二年沖繩回歸日本之前，家父便在沖繩從事義工，為沖繩人進行醫療工作。當時在美國統治下的沖繩人沒有健康保險，處於無法接受美國、也無法接受日本醫療的狀況。家父便在沖繩為戰爭中失去耳鼻的人們做重建手術。

此外，當時在廣島、長崎都有許多在原爆中受害的在日韓國人，家父為了讓他們擁有「原爆受害者健康手冊」（注2）而奔走，並為失去身體的人做重建手術。我從小看著父親從事這些活動，因而起了從事相同工作的念頭。

原本我家就是四代相傳的醫師家庭。曾祖父在群馬開設南雲醫院，後來由祖父繼承。家父來到東京設立美容整復外科綜合醫院，我則開設了乳腺專門「南雲綜合醫院」，家人的血脈就像這樣一脈相承下來。

成為醫師之後，我也結婚生子。現在，小兒也和我一樣成為醫師，日後將繼承我的事業。

我現在正好五十六歲，可以說是生殖活動完成使命的年紀。若是其他動物的話，此時的我應該正要迎向「死亡」。

2 原爆受害者可申請此手冊記錄健康狀況，並獲得部分醫療費用。

可是人類的生命在生殖活動停止後依然繼續下去。不只是我，許多結束育兒使命的人們在接下來漫長歲月中，都會開始將人生焦點放在「如何為自己而活」之上。**一百二十一年一過，人類的壽命就會結束。在那之前，「如何過得年輕有活力」是活著時最重要的課題**。

◎共存共生，才能共榮不衰

不管幾歲都看起來年輕有活力，同時盡可能地長壽。為了達成這個目的，我們該怎麼做呢？

各位應該已經很清楚，注射藥物、接受回春手術、大量購買營養補充品或健康食品等方法都是不對了吧？

想要防止老化，借助藥物、手術或健康食品都是不對的。**只有排除讓細胞時鐘停止的原因，才能防止老化**。

讓細胞時鐘停止的原因，也就是暴飲暴食、吸菸與壓力。還有一件最重要的事，就是「失去對所有生物的敬意」。

人類和其他動物一樣，都是「地球之子」。我們來自同樣的祖先，生在同樣的細胞架構之下。

同時，**所有動物活在世上時也都擁有相同的尊貴使命，那就是「保存物種」**。因此，**人類必須與其他生物共存。如果造成其他動物無法生存的環境，就連我們自己也會生存不下去**。若做出令其他動物滅絕的行為，我們自己也會毀滅。

最重要的，就是與其他動物「共生」，借助其他動物的力量活下去。換句話說，其他動物犧牲生命讓我們獲得營養，我們也必須貢獻力量讓牠們的物種繁衍，這種生活才是最理想的。

下一章，我將談談基於這種思考方式的「飲食生活」。

第三章

打造身體不生鏽的「飲食習慣」

1／有些食物對你的身體是「毒物」！

◎是否聽信關於食物的「小道消息」？

保持健康身體的基本，就在於「飲食」。

但什麼樣的食品該怎樣選擇？如何烹調？在什麼時機、場合吃呢？以上都達到正確判斷的話，就有可能阻止老化，延緩細胞時鐘的停止。

不過，在這裡許多人都會犯下錯誤。

「瘦身效果」、「讓肌膚光滑」、「具有抗氧化作用」、「使血液變得清澈」……人們追求用這些句子包裝起來的食品或成分，**彷彿求取一道免死金牌，以為吃了就能免除平日不養生的後果**，而對這些東西前仆後繼地索求。

幾乎沒有人試圖好好了解為什麼某種成分對身體好？哪些成分如何作用？作用的

結果為何能達到重返年輕的效果？連這些都沒有搞清楚，只是貪心地追求著結果。

請不要再用這種方式選擇食物，並記住：趕流行追隨的健康法，只不過是造成錯誤的飲食生活而已。

真正想維持青春的人都該對食物保有以下觀點：**「世上所有生物都想讓自己活下去，留下子孫。」**以及**「沒有一種植物或動物是生來就想被人類吃掉的。」**因此**「為了保護自己，動植物都有毒。」**——秉持這樣的觀點，你就能明確看出該選擇什麼食物了。

本章節也將基於以上觀點，談談各種食材不為人知的樣貌與對人體的影響。

◎全盤相信能使人重返青春的食物功效會……

「多酚有抗氧化作用！」

一聽人家這麼說，就開始購買大量的紅酒和綠茶來喝。

「綠色花椰菜芽等芽菜類的營養百分百！」

一聽人家這麼說，就趕緊買來餐餐必吃。

如果你也以為這種連續習慣就是「抗老化的生存之道」，那實在是太危險了。

你可知道，酒精中有蓄積毒，空腹喝綠茶可能引起吸收障礙和低血糖嗎？

你可知道，每日連續食用綠色花椰菜芽等「植物的芽」，可能引起痛風？

如果輕易相信社會大眾流行的健康情報，不假思索地就全盤接受的話，可能會遭遇意想不到的後果。

話說回來，所謂的「營養」和「作用」到底指的是什麼？

綠茶和花椰菜芽生來就會為人類準備好這些東西嗎？

當然不是這樣。**植物中的成分都是為了植物本身——更有甚者，是為了保存該植物的物種，為了繁衍子孫而存在的。**

植物為了自己，也為了子孫而生存。人類只是借用它們的作用來使自己健康美麗而已，我們必須抱持這種謙虛的觀念。

◎「喝綠茶能瘦身」的真正原因

「可是，喝綠茶能瘦身不是嗎？」

一定有人還是想弄清楚這件事吧！那麼，我可以先告訴各位答案——**綠茶的確具有瘦身效果**。

但理由是什麼呢？請「站在綠茶的立場」思考看看。

茶樹是有天敵的，那就是「卷葉蛾」的幼蟲。這種蟲食慾旺盛又發育得快，牠們最喜歡的食物就是茶葉。如此一來，茶樹當然受不了。

因此，茶樹為了保護自己，便在體內準備了**妨礙卷葉蛾幼蟲消化吸收的「毒素」**。這種毒素其實就是大家耳熟能詳的「兒茶素」（又稱茶單寧、茶多酚），是一種存在茶葉澀味中的多酚成分。

一旦攝取兒茶素，卷葉蛾的幼蟲就不會發育了，茶樹就用這種方法防止自己受天敵的侵害。

附帶一提，當茶樹如此費盡心思長大後，卻被人類視為收穫期到了而摘下葉子，這對茶樹來說也是一大威脅。人類「摘茶葉」的動作也促進了兒茶素的生成。茶樹察覺到葉子被摘除的危機，便會產生更多的兒茶素，結果便培育出澀味更深奧、香味更高雅的茶葉品種。

兒茶素對蟲而言是一種毒素，對人體來說又有什麼作用呢？

其實，和卷葉蛾幼蟲一樣，兒茶素也會「妨礙人體的消化吸收」。酒足飯飽之後一喝茶，血糖值就會下降，所以才會說喝綠茶有防止肥胖和瘦身的效果。

可是仔細想想，與其吃飽後再喝茶，不如一開始就不要吃得十分飽，不是嗎？

這種反覆飽食與喝茶的減肥行為，總令我聯想到「古代羅馬人的筵席」。據說古代羅馬人習慣在筵席上大吃大喝，等肚子十分飽脹了，再用鳥羽伸入喉中催吐，吐完再繼續吃。這實在是一幅相當詭異的光景。

此外，我們也應該留意兒茶素造成消化吸收障礙後產生的結果。

空腹攝取兒茶素會引起低血糖。所以，如果在早上喝綠茶代替早餐的話，是有可能在通勤電車上昏倒的。

請注意，**喝濃茶時，一定要同時攝取食物。正在發育期的小孩和病人也該避免喝**

茶，否則好不容易攝取的營養都無法吸收了。

◎「芽」與「卵」吃多對身體不好

接下來談談為什麼吃太多「植物的芽」對身體不好。

大家都知道馬鈴薯芽有毒，但除了馬鈴薯，吃任何植物的芽都會伴隨某種程度的風險。

這是因為**芽的細胞中充滿名為「核蛋白」（普林）的基因成分**，這種成分是培育幼芽長大的原動力，所以營養百分百。也正因如此，芽菜類的營養價值才會廣受注目。不過這同時也是個驚人的陷阱。

普林（purine）經過體內的代謝，會產生一種叫做「尿酸」的物質。基因部分分解之後形成的尿酸，會在體內很快地蓄積，並且結晶化，這種結晶就是痛風的由來。結晶若附著在骨頭附近，會引起疼痛難當的「痛風結節」。

普林也存在於其他物體中，最為人所知的就是「卵」。仔細想想這也是理所當然的，卵黃原本就是「核」的部分。

雞蛋只有一個，所以內含的普林量並沒有那麼多。可是像魚卵巢這類的食物，細胞核的數量超過雞蛋的一百倍。種類不同的魚，如鮭魚卵的細胞核數量更超過雞蛋的一千倍。再比方說，明太子或鱈魚卵等食物……都有數不清的普林包含其中。

在自然界中，比起捕魚的辛苦，當然是食用不會動的卵來得輕鬆。可是動物的卵若被吃了是會面臨絕種危機的，所以，**動物們的體內都設置了當生殖細胞遭到大量食用時便會引起疾病的基因**。這裡所指的疾病，就是痛風。

就像這樣，動物在卵中隱藏了毒素，植物也一樣，在芽和種子裡隱藏了毒素。

常聽人說喝啤酒也會引起痛風。現在讀者們應該知道理由何在了吧？因為**啤酒或威士忌的原料「麥芽」，正是普林的寶庫**。

炸天婦羅時非常美味的楤芽和蜂斗菜，以及超市蔬果區綠意繽紛的各種芽菜，大量食用這些蔬菜都是有危險的。

◎提防「豆類」的毒素

同樣的，「豆類」也是不得不提防的食物。

從前的人煮紅豆飯時，會事先將紅豆放在水中浸泡一晚。隔天早上，一定會將泡過紅豆的水全部倒掉，接著再用清水煮紅豆；煮過之後的水一樣要倒掉，並且重複煮兩次，第三次的水才會留下來煮紅豆飯。

這麼做是有道理的。豆類固然富含對人體有效的營養素，但另一方面也具有強烈毒性。

例如**一種名為「凝集素」（lectins）的物質，可能會讓血液凝固，引起消化不良、上吐下瀉，也就是食物中毒的症狀**。

以前曾有電視節目介紹「將白刀豆炒來吃有減肥效果」，當時我就擔心「這麼做會因凝集素而吃壞肚子吧」。果不其然，後來又看到報導說許多嘗試這種方式減肥的人都被送到醫院去了。凝集素的作用就是這麼激烈。

這種毒性需要一段時間加熱才會被分解，因此一定要有耐心慢慢煮，而且煮過的水還得倒掉至少三次才行。

這或許是人類在長久歲月中領悟到的豆類消毒法吧。一開始不小心吃過後引起腹瀉，而後漸漸發現泡水和換水多煮幾次的方式，才終於能夠享用美味的豆子。

大家一定也猜到豆類之中為何如此隱藏毒素了吧？沒錯，豆子也是「種子」的一種。種子，顧名思義就是讓物種延續、傳宗接代的東西。吃了生物的種子，會導致該生物種族滅絕。

豆子和種子這類東西都是這樣發展出自衛策略的。所以，請大家在食用時別忘了它們都是植物的「生命」，要心存感激。

◎「梅籽」含有劇毒！

敲破梅子的種籽，中間看得到白色的部分吧？相信很多人都吃過在日本被俗稱為「天神大人」的部分。不過，若是在生梅子的狀態下食用這個部分就很危險了。

這個部分含有稱為「苦杏仁苷」的配醣體（glycoside）。**苦杏仁苷在腸胃中分解**

後形成劇毒氰化物，會引起頭痛和腹痛、嘔吐等中毒症狀。嚴重時會造成呼吸困難，甚至可能導致死亡。

這種苦杏仁苷也存在於杏仁和枇杷種子中。植物為什麼要在種子裡設置毒素呢？這道理再簡單不過了，因為種子是「生命之源」，也是自己的「子孫」，承載著即將傳承給下一代的基因，就像放了寶貴生命的膠囊。

為了讓種子平安無事地落地生根，成為新生命，並繼續繁衍子孫，也為了讓肩負此一任務的種子不被其他動物吃掉，植物便用這樣的智慧保護自身。

◎狂牛病對物種延續造成威脅的結果

食用動物的卵、植物的芽和種子，這些都是對「該物種存續」的打擊。我們在選擇食物時，便可以將這類食物視為「避開比較好」的種類。

基本上，生物本來就不會採取威脅物種存續的飲食方式。

其中，最大的禁忌就是「互食」。無論何種生物，都不會吃「和自己同種的生物」。

「狂牛病」就是打破這項禁忌而招來的嚴重後果。人類在飼養牛的時候餵食了牛的肉骨粉，吃了這種飼料的牛腦附著了「普恩蛋白」，產生空洞，腦內變得像海綿一樣。

這種普恩蛋白附著於腦中直到發病的潛伏期很長，所以在不知情的狀況下吃了其他動物的腦時，就有可能受到感染。

從前中國人有食用猴腦的習慣，也有一種說法是，這是造成阿茲海默症的原因。一部分的阿茲海默症和狂牛病發生的背景非常相似。猿猴是與人類相近的物種，在吃了此物種之後，普恩蛋白侵入體內，使腦神經細胞生鏽，引起失智的症狀。

食用相近物種，食用腦神經，這些或許都是為了保存物種而存在基因之中的禁忌。千萬不可忽視此一事實，必須小心才行。

◎大型魚體內含有毒素

至此已為讀者說明食用卵、豆、芽、種子等「即將成為生命的東西」，以及食用與自己相近物種時會有哪些危險。

除此之外，還有許多食物也是應該要避開的。

現今日本人已經不用擔心飢餓，就連小孩子上壽司店時，對櫃台裡的師父說「我要鮪魚肚！」的情景都很常見。可是，奉勸各位最好不要讓小孩子養成這樣的習慣。兒童的腦部還在發育，此時吃太多鮪魚這類大型魚是很危險的。如果要讓孩子吃魚，最好吃沙丁魚之類的小型魚，可以連骨頭、魚頭一起吃，對孩子比較有益。

之所以會這麼說，是因為越高級或越大型的魚類，其體內越是充滿危機。原因在於體型越大的動物，體內積蓄的毒素比小動物還要多。

生物界當中有所謂的「食物鏈」。小型魚吃浮游生物，中型魚吃小型魚，大型魚吃中型魚。

另一方面，地球上的環境污染日益惡化，水中生物體內皆累積了毒素。小型魚體內累積的毒素尚且微量，但吃了小型魚的中型魚和吃了中型魚的大型魚體內，不斷累積的水銀與泥濘就很可觀了。

這些毒素不會因新陳代謝而排出體外。因此，**越大型的魚類所含的水銀量越多**。

日本的厚生勞動省（注3）之所以提出「建議孕婦一週食用黑鮪魚的次數不要超過一次」，就是這個道理。

從前的庶民很難得有機會吃到鮪魚，不只是鮪魚身價高級，更因為當時沒有保存如此大型魚類的技術。隨著經濟繁榮和運輸工具、保存技術的發達，現代社會吃鮪魚肚等食物已經很普遍了。結果，這種在過去不可能發生的「食物危機」，反倒在現代社會威脅著我們，卻也被我們所遺忘。

◎在室溫中凝固的脂肪招致動脈硬化

我從四十五歲起就成為蔬食主義者。從前的我非常愛吃肉，現在味覺卻完全改變，就算吃了肉也不覺得美味。

在此想提醒大家的是有關「脂肪」的危險。

動物性脂肪放在常溫中會凝固。加熱時融化在湯汁中的豬肉脂肪，冷卻後形成的白色固體物，相信大家都不陌生。

請大家想想看，如果脂肪在常溫中會凝固，在人體內——也就是在血液中或許也會凝固吧？沒錯，如果攝取過多的動物性脂肪，將可能導致「血液混濁」。脂肪若在動脈中形成血栓，會讓血液循環變差，是引發心臟病、腦中風和老化的成因。

另一方面，有些動物脂肪是不會凝固的。

住在寒冷地帶的動物脂肪就不會凝固，譬如北方的海豹。如果要舉比較靠近我們身邊的例子，那麼棲息於水中的鮭魚、鯡魚、沙丁魚、青皮魚（背部魚皮呈青色的魚）等都是。這些動物的脂肪不會凝固也是理所當然的，若是脂肪會凝固的話，等於牠們自身會跟著凝固，也就活不下去了。

不易凝固的脂肪稱為「不飽和脂肪酸」，會凝固的脂肪稱為「飽和脂肪酸」。其實不需記住這些難記的名稱，只要清楚知道「**會在常溫中凝固的脂肪對身體不好**」就可以了。

---

3 相當於台灣的衛福部。

或是提醒自己：住在寒冷地帶的動物脂肪不會凝固！其中我特別推薦身體不容易積蓄毒素的小型魚類。

◎「青皮魚」為何是青色的？

說到青皮魚，不如來談談為什麼青皮魚的背部會是青色的吧。

青皮魚棲息於淺海，牠們的天敵是鳥類。如果貼近海面游時背上的皮是白色的話，很容易就會被飛在天上的鳥類發現吧！因此背部的青色，其實就是為了隱身於海中的保護色。

不過，青皮魚的腹部是白色的，因為海面下也有天敵存在，比牠們更大型的魚類游於下方海水中。當這些大型魚類由下往上看時，天空是發亮的白色。所以青皮魚的白色腹部，也是為了不讓大型魚發現的另一種保護色。

此外，若將這種魚剖開會發現魚肉是紅色的。紅色的魚肉纖維表示青皮魚耐得住長時間的運動，肌肉具備很高的持久力。

綜上所述，我們可以理解「青皮魚就是棲息於海面附近，經常游動的魚」。

那麼白皮魚又是如何形成的呢？比目魚和鰈魚都是棲息於深海的白皮魚。白色和海底的砂顏色相近，而且這類魚幾乎不游動。不過，一旦牠們要躲避敵人時的動作是非常敏捷的。被章魚等海底動物襲擊時，這類魚會快速移動身體隱藏起來，彷彿一轉眼就憑空消失一般。白色魚肉纖維的特色就是：即使不具備長時間游動的耐力，依然擁有瞬間移動的爆發力。

◎熟知生物就等於熟知食物

「聽說不飽和脂肪酸對身體很好！」、「青皮魚的成分對頭腦好像很不錯！」……就像這般，人們在不知其所以然的狀況下，購買了很多含有DHA或EPA的營養補充品。

在此提醒大家千萬不要再受這種片段資訊的煽動了，應該如前所述一般去理解生物的智慧和生存術。如此一來，自然就能明白哪些東西對人體有好處，會對人體帶來何種作用。

「因為青色的魚脂肪不會在血管中凝固，所以能防止血栓形成。」這個道理一定連小孩子都聽得懂。

如果您有小孩的話，請務必將這件事告訴他。相信您的孩子一定能舉一反三地提出：「既然如此，竹莢魚應該也很好囉？也應該多吃鯖魚吧？」像這樣，他在選擇食物時，將具備全面性的判斷眼光。

請不要忘記！保護動植物使其物種存續，就等於守護我們子孫的未來。對動植物表達敬意，盡量避免食用種子、卵和芽。在尊重生物的同時，謙卑地請它們將生命分給我們，用這種態度飲食是很重要的。

2／建議「一天一餐」就好

◎「空腹」能延年益壽?!

前面介紹了該如何從心存敬意的觀點飲食，以及哪些食物不適合過度攝取。接下來要帶大家一起思考，每天應該在什麼時機攝食才能防止老化。

以現代日本人來說，幾乎所有人都是每天吃三餐吧。但事實上，採取這種飲食型態的，只有全人類的三分之一。在糧食無法充分供給全國國民的國家或地區，有許多陷入營養失調的孩子。

可是，人體中卻潛藏著即使因飢餓而痛苦，卻仍能生存下去的生命力，其中之一便是「節約基因」（thrifty gene），詳細情形請容後再述。總之，幾乎所有人類都擁有此一基因，並拜此之賜，具備即使**只吃一點食物也能儲存在內臟脂肪**中的能力。

另一項則是「延命基因」。這是京都大學研究所的西田研究室在英國科學雜誌《Nature》電子版上發表的研究，在老鼠身上證明了重複斷食的行為能夠延長壽命。當被置於斷斷續續的飢餓狀態中，為了延命，一種叫做「Rheb」的基因會產生作用，讓身體延長壽命。這種基因在海外其他國家也被以「長壽基因」（sirtuin）的名稱提出報告過。

人體內也有這種基因。**重複斷食行為能促進延命基因的活性化，發揮延命與不老長壽的效果**。在古時候，佛教和伊斯蘭教都有斷食修行的習慣，斷食在活化人體內生命力這個議題上，是非常具有意義的作法。

◎刻意選擇少吃

無論是節約基因或長壽基因，都是人類在為了生存下去的過程中獲得的基因。「空腹」對人類而言，從誕生時期開始到最近為止，都是生命力的來源。

然而現今的日本人卻不是如此。相反地，我們飽受肥胖與飽食對健康造成的威脅，活在罹癌、心臟病、腦中風的恐懼之中。在現代人的飲食生活中幾乎看不到空腹狀態，當然也就難以促進長壽基因的活動了。

大家知道**越是有空腹狀態的國家，出生率越高**的事實嗎？另一方面，處於飽食狀態的先進國家，無論不孕治療如何進步，還是阻止不了人口減少。

不過別忘了，在戰前，日本人一對夫婦也能生出五人以上的孩子。為了解決現代人口問題，**對發展中國家的糧食支援和對先進國家的空腹教育，兩者都是必須的**。

若您的身體基本上健康，只是有點擔心過胖，同時想實現重返年輕與長壽的願望，那麼請務必試試看減少食量。

順帶告訴各位，我基本上一天只吃一餐。早餐和午餐都不吃，只喝牛蒡茶，餓到肚子咕嚕叫了才在傍晚左右吃當天的第一餐，每天都是這樣。這就是促進長壽基因活性化的祕訣。

一定有很多讀者會這樣想：「世界上有那麼多美味好吃的東西，實在無法忍耐不去吃啊！」

建議您可以稍微轉換一下想法。如果想要體會真正「好吃」的心情，最應該做的難道不是在空腹時進食嗎？不是有人說過，**空腹是最棒的調味料。請在肚子咕嚕叫時進食，想吃什麼就吃什麼，想吃多少就吃多少**。

請一邊感受著空腹，一邊想著「現在我的長壽基因正在起作用呢」、「等一下的飯吃起來一定很美味」。如此一來，單純的空腹感也將變得令人期待。

◎實行一天一餐或一湯一菜

「一天一餐實在太難受了，無論如何我一天都要吃三餐！」

如果您是這樣的人，請試著實行「一湯一菜」吧！沒錯，不是一湯三菜，而是一湯一菜。每餐都吃飯和味噌湯，只搭配一樣菜；而且每餐都吃六分飽。

想要抑制一餐的食量，只要選擇小型餐具就可以了。裝飯和湯的碗都使用兒童用的小碗，裝菜的盤子則用咖啡杯碟，如此一來要吃什麼都可以。

即使是重勞動而食量大的人，一旦習慣這種食量之後，仍能攝取到充分的營養。老人也不用擔心。因為年紀大了基礎代謝會降低，不像年輕時需要那麼多營養。此外，由於老年人胃黏膜萎縮的緣故，本身食慾就減弱了，吃十分飽反而會引起消化不良。所以一湯一菜、六分飽的飲食生活，其實是最合適的。

◎生病時嚴禁勉強自己

不過，也有些人不可嘗試一天一餐，例如**正在發育期的小孩子、即將停經而變瘦的女性以及病人，每天都要均衡攝取三餐才行**。

這些人也該積極攝取肉類和奶蛋類等動物性蛋白質。這些食物中含有豐富的膽固醇，大家或許對膽固醇都抱持負面印象，其實它是構成細胞表面的膜，也就是細胞膜的重要成分，對正在發育的孩子和病人來說，都是不可或缺的。

成長期結束後，肉和乳製品的攝取就請降低至一週一次吧。健康的大人，則盡可能避免攝取動物性蛋白質，並養成只在肚子餓時才進食的習慣。

「麥高文報告」（McGovern Report）是一份關於美國人生活習慣病的報告。這份報告中指出，現代人的理想飲食生活是「日本元祿時代前的飲食型態」（注4）。

元祿之後的人們變得非常奢侈，開始吃甜食和肉類，從原本的糙米改成吃全白的精製米，這樣的改變造成往後的營養失衡。

元祿之前的飲食生活擁有、但現代飲食生活卻沒有的，就是「能攝取均衡營養的飲食」。

「一方面說要減少食量，一方面又說要保持均衡，這種事怎麼可能辦得到！」你是不是也有這樣的疑問？

事實上，營養分成兩種，一種是均衡涵蓋所有養分的「完整營養」，一種是只含部分養分的「部分營養」。無論量攝取得再多，如果吃進去的食物只偏向部分營養的話，還是會造成「營養失調」；相反地，若能均衡攝取完整營養，只要吃最低限度的少量食物就足夠了。能夠好好保持身體健康，又能達成重返年輕效果的就是完整營養。

接下來，我將說明攝取完整營養的方法。

---

4 元祿時代指日本史上一六八八～一七〇四年間。

3／魚和蔬菜整體一起吃！

◎整體均衡營養的三大重點

關於飲食生活的基本思考有兩項。

第一項大家已經知道，就是「避免吃到飽」。最理想的狀態是一天一餐，或是以一湯一菜的形式吃三餐。不過你一定會懷疑，這樣的方式真能攝取到足夠且均衡的營養嗎？

答案就在第二項的基本思考中——「整體均衡營養」，也可稱為「完整營養」，就是均衡攝取所有必須營養素的意思。其基本項目有下列三點：

●吃完整穀粒。以米來說，就是選擇糙米而不是白米。

●蔬菜連葉、連皮、連根吃。
●魚連皮、連骨、連頭吃。

如第二章內容所述，地球上所有生物只有細胞分裂的次數不同，但組成身體的細胞都是一樣的。

大家知道嗎？幾乎所有動物的受精卵分裂形成胎兒的過程，外表看起來都是一樣的。只要查閱動物圖鑑之類的書籍就能看到，無論是魚、鳥、狗、貓或人類的胎兒，在最初階段的形狀都是一樣的，構成身體的營養素也幾乎相同。

這麼說來，如果我們想維持身體健康，只要吃下一整隻和我們身體擁有相同成分的動物就行了，應該可以這麼想吧？

不過，畢竟「吃下一整頭牛」是不可能的，也不可能吃下「一整條鮪魚」吧。人們多半喜歡吃牛腰內肉或牛里肌肉，吃鮪魚時也嗜食鮪魚肚。但在我看來，那些理所當然的美食，只不過是失衡的「部分營養」。若以人類來比喻，食用那些部位就等同於吃肚子上的贅肉罷了。

只有選擇能連頭帶尾吃下一整隻的食材，才能攝取到完整營養。

換句話說，吃小型魚就是最佳選擇。

日本江戶時代的炸天婦羅店家常說的「手一束」，指的就是只使用不超過手心大小的魚類。像是大眼牛尾魚或蝦虎魚這種小魚，油炸之後連皮帶骨從頭到尾都可以食用，是古代炸天婦羅的標準吃法。

江戶時代這種吃魚法，正可說是希望長壽的江戶庶民所建立的完整營養攝取法。

◎蔬果皮一起吃才是「完整營養」

如同學習古人吃整尾小魚一樣，我們在食用蔬菜時，也可以用同樣的方式攝取完整營養。

蔬菜的根部是儲存營養的器官，含有豐富的糖分和澱粉；葉子則是沐浴在陽光下行光合作用的器官，含有豐富的維他命和礦物質。無論哪一種蔬菜，都擁有將不同類型養分集中在不同部位的性質，所以只有「整株吃」，才能攝取到完整營養。

很少人吃白蘿蔔時不削皮吧。可是，丟掉蘿蔔皮就無法吸收到完整營養了。**所有蔬菜、水果的皮都含有防止氧化的多酚**，因此不應將馬鈴薯或牛蒡皮削掉，只要用鬃刷刷去表面的泥土，將芽摘掉就可以直接烹調了。

蓮藕和蕪菁也一樣不需要削皮。如果覺得「不削皮吃起來口感不好」，建議可以將削下的皮切成細絲炒來吃。

說到炒菜，白蘿蔔葉就是一種非常適合炒來吃的食材。晾乾一個晚上，去掉變黃的部分後切碎，再用油快炒，搭配小魚一起吃，就是一道非常好的完整營養菜單了。

當然也可以生吃。推薦的吃法是：先用鹽巴搓揉再沖洗乾淨，切碎加入味噌湯。

◎生食蔬果會讓身體變涼?!

前面提到生吃白蘿蔔葉時，為什麼要先用鹽巴搓揉呢？

各位一定常聽人說「生吃蔬菜會讓身體涼寒」的說法吧？其實，當我們吃完生菜後，用紅外線熱像儀測量時，會發現體溫幾乎沒有產生變化。

那麼，為什麼會有這樣的說法呢？它是根據中國的經驗醫學。從經驗上發現有很多吃過生菜後拉肚子的患者，因而歸納出生菜會使身體涼寒的結論。

事實上，拉肚子的原因並非涼寒，而是**蔬菜中一種名為「草酸」的毒素**。草酸就是蔬菜的「澀渣」。

大家曾在農田裡現吃剛摘下的小黃瓜嗎？

小時候，我每次想生啃小黃瓜，都會被大人阻止：「不能直接吃！」食用之前，要先將小黃瓜兩端切掉，在切面上抹粗鹽才行。

在切面上用粗鹽摩擦一下，小黃瓜就會流出黏稠的汁液。這就是從小黃瓜肉內的導管流出的草酸。

像這樣處理過後，將毒素排出，小黃瓜就可以生吃了。想必這也是古人從經驗中獲得的智慧吧。

而沒有這種智慧的現代人生吃蔬果，把草酸也給吃下肚，當然會拉肚子。那麼，該如何確實去除草酸呢？

◎最佳烹飪法就是「涼拌」！

草酸具有不耐熱且易溶於水的性質。

因此，我們可以將菠菜或小松菜這類「葉菜類」做成涼拌菜食用。步驟如下：

1. 先在足量且沸騰的熱水中加入鹽。
2. 很快地汆燙青菜。
3. 立刻取出青菜用冷水沖洗，擠乾水分。
4. 將青菜浸入醬汁，即告完成。

這種簡單的烹調方式有多少好處，就讓我們依序來看看。

首先，由於熱水中的鹽分造成滲透壓，能將葉菜中的草酸溶出，並因熱而分解。這一步驟的重點是不可水煮過久，只要迅速用熱水汆燙即可。若用溫水長時間燉煮，反而會讓分解酵素活性化，連維他命都破壞殆盡。至於從熱水中取出後立刻用冷水沖洗，這麼做是為了防止維他命被分解。擠乾水分則是能將多餘的澀渣排出。接著放入醬汁時，被擠過一次水分的葉子會像海綿一樣努力吸收醬汁，這就是令涼拌菜更加美味的訣竅。

另外提醒一點，菠菜根部呈紅色的部分含有許多澱粉，若因沾了泥土就丟棄不食是很可惜的。

製作涼拌菠菜時，切下的紅色部分不要丟掉。請仔細撥開用水洗去泥土，再放進冷水中一起煮開。如此一來，澱粉會在分解酵素「澱粉酶」的作用下變成糖分，產生甜味更好吃。

迅速汆燙過後用水冷卻，加入黃芥末涼拌，這樣就完成有著菠菜甜味和黃芥末微辣風味的絕品好料理了。

日本人從古時候就開始用這種合理的烹調方式料理葉菜類，絕對不吃生菜。但是二次大戰後，來自歐美的飲食文化傳入日本，許多人開始生吃蔬菜沙拉，這是很可惜的一點。

近來也出現「更容易生吃」的改良品種「生菜沙拉專用菠菜」，不過我倒是認為，明明做成涼拌可以吃下更大量的蔬菜，為什麼要吃占空間又吃不多的生菜呢？

儘管生菜沙拉專用菠菜內含的草酸較少，但毒素變少也就意味著更容易長蟲。消費者看到長蟲的菜一定會對零售店或農家抱怨，農家因而必須增加農藥的用量。若不經過仔細清洗就食用的話，反而會吃下毒素造成端粒消耗，加速老化。從各方面來看，生吃蔬菜都沒有什麼好處。

◎為什麼要「溫水煮蘿蔔」？

如前所述，蔬菜的根部含有豐富澱粉。

澱粉直接吃是無法消化的。雖然對植物本身來說，也無法直接將澱粉當成養分，但冬天葉子枯萎時，就能一點一點地分解澱粉轉化為養分。這時負責分解澱粉的，就是叫做「澱粉酶」的分解酵素。

這麼說來，我們食用根莖類蔬菜時，也得好好利用這澱粉酶才行。

關鍵方法就是「用溫水煮」。從放入冷水的狀態下開始加熱，澱粉將逐漸轉化為糖分。

這裡需要注意的是，千萬不要將蔬菜直接放入熱水中，一定要遵守「從冷水開始加熱」的鐵則。

因為直接放入熱水時，澱粉酶會比澱粉更早被分解。而從冷水開始慢慢加熱，煮到像洗澡水一樣的溫度最好。如此一來，在澱粉酶的作用下，蔬菜的甜味會被導引出來，完成非常美味的「溫水煮蘿蔔」。

◎日式年糕或蕎麥麵要搭配「蘿蔔泥」

你一次能吃幾個「日式年糕」呢？

孩提時代，每逢過年就會和兄弟姊妹或親戚比賽吃年糕，但是大家也頂多「吃兩個就撐飽了」。

其實這時候只要搭配一點蘿蔔泥，就又能繼續吃了。這是為什麼呢？

因為澱粉酶將年糕裡的澱粉分解了的緣故。

「蘿蔔泥蕎麥麵」的原理也是一樣。我們在進食的時候，好好運用消化酵素是很重要的。

我們都知道「吃東西時要細嚼慢嚥」，這也是因為唾液中含有能分解澱粉的酵素之故。這酵素的名字，正是「澱粉酶」。如果手邊沒有蘿蔔泥，靠著細嚼慢嚥也能達到一樣的效果。不僅能引出食物的甜味，還能夠好好分解、吸收。

吃年糕時，有時會沾著「黃豆粉」吃，這也是有其合理原因的。

這麼說，或許會有人覺得不太對勁吧！

「黃豆粉是用黃豆煎炒出來的粉吧？黃豆內含的凝集素不是有毒嗎？」

您說得對，但這次卻是要往好的方面活用凝集素的毒。只要善用其妨礙消化吸收的功能，就能防止胃酸過多產生的不舒服。

因此，對正在減肥的女性而言，黃豆粉可是一份好食材。只是對正在發育的小孩或老人、病人，建議還是食用蘿蔔泥。

◎牛蒡不要削皮，不要泡水！

含有澱粉酶的不只有白蘿蔔泥，蕪菁或紅蘿蔔這類根莖類蔬菜中都含有澱粉酶，其中含量最多的就是牛蒡。

煮日式年糕湯時，除了加入白蘿蔔和紅蘿蔔，也常看見加入牛蒡的作法吧？

大家在日常生活飲食中，最常用什麼料理方式來吃牛蒡呢？

「先用菜刀刀背刮去外皮，削片後泡水清洗，再加熱調理。」多數人應該都是這麼做的吧。

在此我必須老實說，這種做法實在是「大錯特錯」。如此一來，牛蒡的營養成分將幾乎流失掉，吃進肚子的頂多是食物纖維而已。

將生牛蒡泡進水中，會浮出很多黑色的渣滓。其實，那是牛蒡中一種叫做「皂苷」的營養素。

大家都聽過「高麗人蔘」吧。不只是中藥中的妙藥，甚至在西洋醫學中也被視為萬能藥。從與人蔘相關的「少女賣身救父」傳說來看，對人蔘的效能和價格之高也能窺知一二。

時至今日，人蔘仍被視為健康與美容的萬能藥，就算價格昂貴一點，還是有很多人願意養成喝人蔘茶的習慣。

而這珍貴的高麗人蔘主要的成分，其實和牛蒡中的「皂苷」是一樣的。讓人難以置信吧？我們以為是澀渣而不厭其煩地泡水去除的東西，其實富含能使人重返年輕與健康的養分。

所以請千萬不要削掉牛蒡的皮。只要用鬃刷仔細刷去泥土，直接切片即可，當然也**不需要泡水**。最好的食用方式，就是做成牛蒡茶。

◎牛蒡茶改變我的人生！

我曾罹患頑固的便祕，所以從四十五歲開始成為蔬食主義者，平日飲食以蔬菜為主。蔬菜當中，我又聽說牛蒡對治療便祕特別有效。但即使是喜歡吃日式炒牛蒡的我，也無法餐餐吃這道菜。

我想找出更簡單就能攝取牛蒡的方法，於是請教朋友，也是我的蔬菜老師山崎惠造先生——這位可是家傳第五代的牛蒡農家子弟，更是種植牛蒡的高手，他告訴我「可以喝牛蒡茶」。

從前茶葉價格高昂，農家便用牛蒡製成牛蒡茶喝，方法就像焙煎魚腥草或柿子葉來當茶喝是一樣的。

我照著他教我的方法試著飲用牛蒡茶，不禁大吃一驚——牛蒡那獨特的青草味和土味完全消失，只留下甘甜的清香。牛蒡茶很好喝，一整天喝都沒問題。同時拜此之賜，我終於能將差點就要咖啡因中毒的咖啡戒掉了。

而且才喝一天，我的便祕就治好了。幾天之後，大便的臭味也消失了。

不只如此，連體臭也不復聞。以往每次結束手術時，我的腋下，尤其是左腋都會散發強烈的臭味，不管怎麼擦汗都去除不了那味道。

我經常往來日本各地，需要住宿旅館，總是帶著換洗衣物。由於小時候家教甚嚴，至今我只要一脫下襪子就會馬上折好，和隔天要穿的新襪子擺放在一起。沒想到，開始喝牛蒡茶後，腳臭消失了，就算把襪子拿起來聞也分辨不出哪雙是前一天穿的襪子了。這實在讓我傷腦筋啊！

不久，我的體重開始減輕，以往粗糙的皮膚也變得有光澤，並且不再感冒了。

◎牛蒡茶的功效和祕密

到底是牛蒡茶中的什麼成分、又讓身體起了什麼變化呢？我查找很多書籍，卻沒有一本書有提到。不管是植物、農業或營養學書籍，當然我也看了醫學書，不過都沒有相關發現。

然而，當我把這些書提及的片段組合起來之後，終於解開了這個謎。

蔬菜和水果的外皮所含的多酚具備抵禦外敵的「抗菌效果」、治療創傷的「創傷治癒作用」，以及防止氧化的「抗氧化作用」。牛蒡中的多酚就是皂苷。皂苷的「皂」語源來自「肥皂」，也就是說，皂苷有著和洗潔劑相同的「界面活性作用」。

牛蒡生長於嚴苛的泥土中，周圍充滿黴菌和細菌。試想，蘋果或香蕉一埋進土裡馬上就會腐爛，為何牛蒡卻不會呢？原因在於皂苷發揮了界面活性作用，分解了形成細菌細胞膜的膽固醇，並達到殺菌效果的緣故。

這麼說來，或許**只要飲用牛蒡做成的牛蒡茶，就能中和腸道內的脂肪，使其排泄，達到瘦身效果**也說不定。減少脂肪後，腸道內不再繁殖壞菌，大便就不臭了，也不容易罹患大腸癌。

此外，**皂苷可以中和、排出血液中的壞菌膽固醇，並將黏附在動脈硬化之血管中的膽固醇掃除乾淨**。

當然，皂苷也有創傷治癒作用和抗氧化作用，所以能夠修復受傷的皮膚和消化道、血管，達到重返年輕的效果。

牛蒡茶的成分還不只有皂苷而已。

它是多年生植物，秋天時葉子雖會枯落，一到春天又會抽出新芽，如此年年循環生長。為了從冬天乾涸的大地上吸收水分，牛蒡體內含有一種名為「糖胺聚糖」的吸水性聚合物，像生理用衛生棉或尿布中的白色粉末就是了。這種不斷吸收積蓄水分的物質就叫「菊糖」。

也就是說，**喝了牛蒡茶後，菊糖會在腸道中吸收水分，軟化糞便；在血管中則吸**

收多餘水分，消除水腫。此外，皂苷還具有和高麗人蔘一樣的滋養強健效能，對於改善虛寒體質的效果也值得期待。

牛蒡原本就是作為中藥傳入日本的，主要對慢性皮膚病或過敏性皮膚病、呼吸道發炎等症狀具有效果。換言之，喝牛蒡茶也有助於改善異位性皮膚炎、蕁麻疹、氣喘和花粉症。

咖啡和茶中所含的咖啡因，一種名為「生物鹼」的神經毒素，雖然少量攝取能安定副交感神經，大量攝取卻和尼古丁或毒品一樣會造成嘔吐、暈眩、腹瀉、失眠等中毒症狀。而**牛蒡茶中不含毒性，即使是兒童或病人也能安心飲用**。

現將牛蒡茶的功效彙整如下：

- 預防兒童的異位性皮膚炎、蕁麻疹、氣喘。
- 改善年輕女性的虛寒體質和水腫、便祕問題。
- 幫助中年女性瘦身、重返青春。
- 預防中年男性罹患代謝症候群和癌症。
- 為老年人滋補強身，預防感染症發作。

如何製作牛蒡茶：

1. 購買**帶泥的牛蒡**。
2. 用鬃刷和清水刷洗掉泥土，**不要削皮**。
3. 用削皮刀削成薄片，**不要泡水**。
4. 攤開鋪在報紙上，**在日光下曬乾**。
5. 放進不倒油的平底鍋或土鍋內**焙煎至差點燒焦的程度**。
6. 放進茶壺沖泡，或裝進市售茶包袋、放進茶壺煮。

◎蔬菜和水果有何決定性差異？

接下來請問大家一個問題：

你認為蔬菜和水果的不同之處是什麼？

可不要說出「蔬菜店賣的是蔬菜，水果店賣的是水果」這種犯規的答案喔！

蔬菜和水果之間，確實有著本質上的差異。

還記得前面提過的「草酸」嗎?水果之中絕對沒有草酸。

答案應該已經呼之欲出了吧……

蔬菜「不希望被吃」,水果「希望被吃」。兩者之間決定性的差異就在這裡。

蔬菜為了避免被吃,會以綠色當作保護色。看看小黃瓜表面的突刺,也能明白它們不想被吃的心情吧!小黃瓜與葉菜類中都有著「草酸」,草酸正是蔬菜們為了表達「不要吃我!」而產生的防衛策略。此外,蔬菜中養分最多的「根部」之所以會埋在土裡,也是一樣的道理——將最好的部位埋在土中,除了不想被外敵發現之外,沒有其他更好的解釋了。

相對的,水果則等待著被食用。為什麼水果會想被吃呢?這是為了讓種子被保存在各地方的緣故。

桃樹會結出桃子,若是桃子掉在桃樹樹根旁,隔年就地發芽的話就傷腦筋了。因為這裡已經有了原本的桃樹,好不容易發出的嫩芽將無法長大茁壯,所以希望種子能盡可能地散布到遠方,並期盼能帶著養分被種植,這也是桃樹的一片「父母心」啊!

桃樹會結出又甜又香的桃子。之所以準備甜美的果實,飄散出美味的香氣,就是為了吸引猿猴來摘取食用。猿猴不會咬碎種子，因為種子又硬又不好吃，而且正如大家已經知道的，種子中含有苦杏仁苷這種毒素。

將種子原封不動地吞下去後，猿猴就這樣離開了。於是種子會隨著猿猴的糞便被排泄在遠處，桃樹的「子孫」就能在其他地方順利發芽了。

◎「想被吃」的水果給我們的暗號

正如人們常說「要吃當令食材」的想法，水果本身也希望自己能在適當的季節被食用。

當種子還沒發育完全時，就算被動物吃了也無法延續種族。所以植物的果實在還沒成熟時都會又硬又酸。

柿子就是一個很好的例子。尚未十足成熟的柿子味道很澀，讓人難以吞嚥。那種澀味來自某種多酚，也就是柿子的單寧酸。和茶葉的兒茶素一樣，柿子也含有單寧成分。柿子皮上的黑色斑點就是柿子的單寧。單寧會引出澀味，告知動物「請還不要吃我」。

等到成熟時，種子也做好發育的準備，柿子的「季節」就對了，也就是最適合食用的時候。此時果肉柔軟，養分也增多，相較之下單寧急速減少，糖度提高。柿子飄散出甜美的氣味，遠遠地吸引著動物將它摘下來吃。

視覺上也同樣吸引人。成熟的果實鮮紅，為的是讓鳥類遠遠就能看見。初冬的天空常能看見高掛在柿樹上的紅色果實，那正是「快來發現我們」的暗號。

能**在當令時節最好吃的時期吃到果實**，對吃的一方和被吃的一方而言，都是值得高興的事。

◎「多酚」不只存在紅酒裡

既然提到單寧，不如再來談談「皮」吧。

單寧是多酚的一種。大家都熟悉的「紅酒多酚」，就是紅酒所含的抗氧化物質。多酚的效果出名後，市面上紅酒的銷售量突然大增，這件事大家一定還記憶猶新吧。引起這股風潮的，便是著名的「法國矛盾」（French paradox）現象。

法國人一年到頭嗜食高蛋白、高脂肪的食物，還喜歡喝紅酒，每年都要喝進許多酒精，但罹患心肌梗塞的人口卻極低。這個謎團就稱為「法國矛盾」，引起各國醫學家探尋箇中原因。

結果發現是紅酒中的多酚發揮了抗氧化作用的結果。就這樣，紅酒在世界掀起一陣風潮。但其實含有多酚的，並不只有紅酒而已。

紅酒的原料是包括「葡萄皮」在內的葡萄果實。不只葡萄，**所有水果和蔬菜的外皮都含有多酚**。前面提到的柿子、桃子，蘋果和白蘿蔔、蓮藕、番薯或牛蒡，也都含有多酚。

◎不吃果皮太浪費

對蔬菜和水果而言，多酚是不可或缺的東西。

假設有一棵桃子樹長在日照良好的地方，並且結出果實，此時若剝掉果皮會發生什麼事呢？不出幾天一定就腐爛了吧！

果皮負起守護果實、不受外界刺激的任務。氧氣造成的氧化、紫外線導致的腐敗，都能藉由果皮來防護。因此，果皮中才會產生具有「抗氧化作用」的多酚。多酚還具有「創傷治癒效果」。萬一果皮受到損傷，不出幾天就會從受傷處長出一層薄皮覆蓋住。

果皮為了守護果實，會做出各種各樣的努力。換句話說，果皮能夠預防果實的「老化與死亡」。

這麼一想，我們在食用果實前，還特地把具有抗氧化作用和防止老化效果的果皮剝掉，實在是太浪費了。

吃蘋果時不削皮的人很多，吃桃子時卻幾乎人人都削皮。今後請務必連皮一起吃吧！只要用流動的清水洗淨後，拿乾布用力抹乾，就能去除果皮上的絨毛，享用光滑的果實了。柿子和番薯也請連皮一起吃吧！

其實，橘子連皮吃也是重返年輕的祕訣之一。我這麼說大家或許會感到驚訝，但事實上，橘子皮在中國稱為「陳皮」，被視為防止心肌梗塞、腦中風和女性更年期障礙的良藥。中藥約有七成之中都加入這種橘子皮。

◎果皮還有防菌防蟲效果

果皮還有防止細菌侵入和防蟲的守護機能。

為了防止水果被蟲啃蝕腐爛，又或是像牛蒡和紅蘿蔔那樣，為了防止土中的根部受到細菌侵蝕，果皮都必須具備「防菌防蟲效果」。

善用這個效果做成的食物就是「砂糖漬花梨皮」。用砂糖醃漬花梨皮可以拿來泡茶，是感冒時治療喉嚨痛的特效藥。

也可以將花梨果浸泡於酒中做成藥酒，效果一樣很好；並請記得浸泡前不要削皮。如果沒有花梨果，也可以連皮帶肉吃下一整顆橘子。

在我們養成「連皮一起吃」的習慣時，別忘了要徹底去除農藥。只是果皮在此也發揮了防護罩的效果，在它的防護下，農藥不會滲透到果肉裡面去。

所以只要在食用前，用流動的清水好好洗乾淨就不用擔心了。

農藥容易溶於水，放在流動的清水中刷洗就能洗得很乾淨。洗好之後，用乾淨的布或餐巾紙擦乾就能吃了。

需要留意的是，外來種的水果或蔬菜並不保證也能用一樣的方法洗乾淨。為了不讓外來種的蟲被帶進國內，這些蔬果都被仔細地噴灑上許多農藥，有時甚至以煙燻的方式來防蟲。因此，當食用的是進口奇異果或芒果、香蕉等水果時，還是小心不要連皮吃比較好。

◎白米的營養被刻意去除了

緊接著，談談我們的主食——白米。

日本從元祿時代之後，精製米的技術發達，開始養成食用白米的習慣。然而，精製過的白米少了營養豐富的胚芽，導致腳氣病大流行。

腳氣病是缺乏維生素B_1所引起的疾病，而穀物表層部分的「糠」就含有維生素B_1。有些身分高貴的官員和富商，因為不吃雜穀、糙米而得了腳氣病，無法自己行動，必須請人攙扶著兩側腋下才能走動。病情惡化後，連心臟的肌肉都不會動了，陷入「腳氣攻心」的狀態，最後失去性命。

多年前，NHK很受歡迎的大河連續劇《篤姬》，劇中篤姬的丈夫——也就是第十三代德川將軍家定，以及第十四代家茂、皇女和宮都在年輕時得了腳氣病去世。

在那個時代，貧窮農民收成的白米必須用來納貢，自己只能吃粟或稗等雜穀。對他們而言，白米是被稱為「銀舍利」、貴重又高價的東西，一年之中只有祭典時才能吃上幾次。然而，也正因他們吃雜穀才沒有得到腳氣病。

平民階級還發明一種叫做「糠漬」的醃漬食品，它比維生素的發現還要早好幾年，人們那時就知道**食用醃漬於米糠中的蔬菜來預防腳氣病**，想必這也是來自經驗的智慧。食用完整穀物，就能攝取到均衡完整的營養。

雖然口感較硬，但習慣之後反而會喜歡上這種口感。穀物吃全穀粒，吃白米時請搭配糠漬或醃蘿蔔一起吃吧。

◎調味料是只有人類喜歡的東西

最後想談的是「調味」。

下一章會詳細提及「代謝症候群」，造成這種生活習慣病的元凶，就是糖分、鹽分、脂肪的過度攝取。

其中糖分和鹽分，只要避免大量使用調味料，就能大大降低攝取量。

烹調時經常加入砂糖或味醂的人請注意！過度攝取糖分，會因「糖毒性」的作用而傷害血管內皮細胞，引起動脈硬化。若不使用甜味調料，可以多花點工夫，運用前面所提「水煮」或「溫水煮」的烹飪方式取而代之，就能引出蔬菜天然的甘甜味了。

此外，也要注意鹽分是否攝取過量！只有人類會在食物上加鹽食用。肉食動物不會在捕獲的獵物上撒鹽，草食動物也不會在草上加沙拉醬。鹽是人類喜愛的「嗜食品」。人體一天所需的鹽分只要一．五公克，日本人卻平均一天攝取了十二到十五公克的鹽分。

過度攝取的鹽分，首先會在腎臟機能運作下排出，對腎造成負擔。同時被排出的還有鈣質，如此一來，連帶導致骨質變弱。

其實用鹽調味讓人「覺得好吃」，只是味覺的錯覺而已。請大家捨棄濃重口味的食物，盡情享用食材本身的味道才好。

可見食用新鮮蔬菜是很重要的。剛摘下的番茄和小黃瓜根本不需要沾沙拉醬就很好吃了，蒸過的馬鈴薯也沒有撒鹽的必要。

用自己的眼睛選擇良質食材，用最佳烹飪方式引出絕讚美味。攝取完整營養的習慣，從擬定食譜、選擇食材開始，到攝取食物為止的品味，需要依靠整體的知識和細膩的味覺來培養。

第四章

享受身體不生鏽的「生活方式」

1／「疾病」是你自找的嗎？

◎細菌都是「壞的」？

若想防止老化，不僅要改善飲食生活，更需重新全面檢視生活的根本之處，才能找到「不生鏽的生活方式」。

在本章中，我將談談如何用這樣的思考模式生活。

人們經常用「病」、「害」、「毒」來稱呼生活環境中對自己不利的事物，且避之惟恐不及。

例如害獸、害蟲、病原菌、毒蛇、毒菇等，這些都被視為對生命產生威脅、需要警戒的東西。

害獸、害蟲格殺勿論，毒蛇、毒菇必除之而後快。附著細菌或病毒的東西一定是不潔的，為了應付這些，人們需要經常準備除菌、抗菌的工具，消毒酒精也是必備物品。

從事醫療工作的我，也曾認為守護病患不讓這些病、害、毒接近，是個人的使命。然而，事情真的是這樣嗎？

大家普遍認為「細菌或病毒會招致疾病」，很容易如此一概而論。但是別忘了，腸道內幫助消化的乳酸菌和酵母菌，也都是細菌的一種。

因此一定有人認為：細菌不是分「益菌」和「壞菌」？然而，這種二分法只是出自人們便宜行事的產物。

再看看其他例子。我們稱啃蝕稻米的蝗蟲為「害蟲」，而會吃蝗蟲的螳螂或蜘蛛則為「益蟲」。請思考一下，那些被稱為壞菌的細菌和被稱為害蟲的昆蟲，並不是為了危害人類才誕生到這世上的吧？牠們也都是為了保存自己的物種而各自努力著。

被視為毒的東西，有時也能當作藥來活用。有些毒草可用作中藥藥材，有些毒黴菌其實是抗生物質；在開發新藥時，某些病毒也能派上用場。

面對世間萬物，我們不該以自己的價值觀去貼上「毒與藥」、「善與惡」的標籤，重要的是必須站在對方的立場思考。

這便是開始養成不生鏽生活習慣的基本態度。

營養補充品這種被認為對身體有好處的東西，有時也會帶來不良作用；抗癌劑這類明明是毒的東西，在治療時卻是必須的。

如果你也下定決心開展「不生鏽的生活方式」，請記得以柔軟有彈性的角度看待事物。

◎被單方面視為「害獸」的動物悲歌

之所以提起這個話題，是因為我覺得人類站在自己的立場，單方面為周圍的生物決定「善」、「惡」，其實是一件罪孽深重的事。

提及「害獸」這個詞，指的就是亞洲黑熊。

當牠們為了覓食而不小心進入村莊，就會遭到人們射殺，而且被射殺的數量一年高達幾百隻。牠們真的是對人類「有害」的野獸嗎？事實上，牠們並非為了襲擊人類而出現，而是人類擅自將牠們長久居住的橡樹林改植為杉林，導致牠們失去食物，才會下山覓食。

猿猴也基於同樣原因出現在人類的生活圈偷盜食物，因此也被稱為害獸。但不管是亞洲黑熊，還是猿猴的情形都一樣，之所以被視為「有害」，僅是從人類的觀點去定義罷了。

再說，猿猴之所以未被殺害，是因為牠們偷盜食物，卻不至於危害人類的性命。對於被殺害的黑熊、僥倖活命的猿猴，這些動物命運的分歧，都是人類擅自作決定的。

人類認為自己是萬物之長。站在金字塔頂端的是人類，下面才是猿猴等靈長類，再往下依序是哺乳類、脊椎動物、節足動物、軟體動物……越往下的動物越「低等」。這是人類的想法。

而這種想法，和十七世紀以前人類相信的「天動說」所持的發想相同。

當時人類的基本認知是：地球是宇宙的中心，所有天體都繞著地球運行。然而現在，大家都知道這個觀念是錯誤的了。

所有生物都是為了保存物種而生，沒有哪種動物是為了傷害人類而生。人類應該與其他動物和平共存才是。或許人們認為大腸菌是髒東西，但其實大腸菌能促進消化、吸收更順暢。這類例子不勝枚舉。

所有生物都能互利共生，才是理想的狀態。

◎侵犯猿猴生活圈而出現的流感與愛滋

每到冬天，流行感冒總對人類造成威脅。流感的語源是「influence」（影響），從前人們相信流行感冒的發生，是因為受到冬天寒氣的影響，才會有「穿太少會引起感冒」的迷信。實際上，流行感冒是因冬天時來臨的某個東西——候鳥。

流感病毒原本是鳥類腸管中的病毒。候鳥在冬天時來臨，啄食雞飼料，留下糞便。糞便經由雞隻傳染給豬隻，再從豬隻傳染給人類。對病毒來說，根本沒有打算殺害鳥類的意思，因為鳥類是病毒的宿主，鳥類死了，病毒本身也無法存活，當然希望能和平共生。

但因出現偶然進化的病毒，人類發現自己可能受到感染，事情就變得嚴重了。前所未見的病毒進入體內，引起免疫反應，甚至出現死亡的情形。

可是這一切都肇因於人類因開拓、墾地而侵入鳥類的生活圈。換句話說，是人類先侵犯了鳥類的聖地。

除了鳥類，人類對猿猴也做了一樣的事，得到相同的報應。人類不斷接觸、威脅、侵蝕猿猴的生活圈，最後導致人類感染了猿猴疾病中的「愛滋病毒」。

為什麼我們要侵占其他生物的土地呢？這是因為人類數量不斷增加的緣故。

西元元年時的世界人口數量不過三億左右，直到一百年前的二十世紀初期，也頂多十五億人口。然而到了現在，人類總數已經到達七十億了。

為了讓龐大數量的人口生存下去，人類開始搶奪其他動物的生存場域，因而破壞人類與動物之間和平共生的關係。

◎熊野本宮的傾圮——自然界發出警訊

人類破壞與植物的共生關係，如濫墾濫伐，將生活圈拓展到森林裡，這些行為與對待動物相較，真是有過之而無不及。而這麼做的報應，便是必須承受現今人人為之苦惱的環境污染。

其實人類對環境的污染，並不是近幾年才開始。

明治二十二年（西元一八八九），熊野本宮大社的建築物被洪水沖走。這棟建築物據說從神代（注5）就已存在，並在往後各時代為人們所崇敬。

歷經千百年風霜都不曾傾圮的神社，為什麼會在一次洪水中就被沖走了呢？因為神社周圍的樹木被過度砍伐了。明治維新之後東京人口遽增，為了興建房舍，人們砍伐大社周圍的「熊野杉」做為建材使用。少了樹木，山林的水土保持力銳減，才會發生被土石流一口氣沖走的慘劇。

正因這種錯誤不斷在人類世界中發生，環境污染才會直到今天都無法遏止。人類破壞與環境共生的關係，如今則必須自行承擔惡果。

我認為**與其怨恨災難，倒不如先反省自己的生存方式**。

◎破壞環境就是在傷害自己的身體

如前所述，人類對動物和植物都是加害者，而這樣的行為也同樣傷害著自己。
吸菸、飽食、不知養生等，這些無意間養成的壞習慣，超乎想像地傷害著身體。
您希望走在充滿廢氣的道路上，還是漫步於空氣清新的途中？
您喜歡偏食又吃得撐，還是想攝取完整營養呢？
您認為暴飲暴食比較好，還是六分飽比較舒服？
答案都很清楚，但為何大家還是無法改善自己的生活呢？甚至還招來一身的生活習慣病，而這就是「讓身體生鏽」的生活方式。

---

5 即日本史前時代。

「肝硬化」也是一種過度操勞身體、導致細胞生鏽而引起的疾病。

即使罹患肝炎病毒，只要過著規律生活，從飲食中攝取均衡營養，就不會發病，而能「自然痊癒」，或是成為沒有症狀發生的「帶原者」。可是，若繼續飲酒或累積壓力，這些外來的刺激就會讓身體出現過度的免疫反應，肝臟成為病毒廝殺的戰場，最終引發「肝炎」。

即使到了這地步，只要改變生活習慣，身體還是能慢慢恢復。然而若不知節制，繼續勉強身體的話，肝炎就會朝下一個階段惡化。受損的肝臟細胞一直企圖自我療癒的結果，就會引起過度的創傷治癒反應，像蟹足腫那樣的傷痕組織增生，導致「肝硬化」狀態。

肝臟充滿傷痕，血流不暢通，機能陷入停止狀態。為了修補受傷的肝臟，細胞不斷分裂，端粒消耗，最後產生能永遠分裂不死的修復細胞「癌細胞」，這聽起來是不是很諷刺呢？

◎大氣污染讓細胞「生鏽」

即使不認為自己在勉強身體，總有一天，身體還是會超過負荷。這是因為整個地球環境都被破壞了。

在大氣污染之下，其中的有害物質成為觸媒，促使我們的黏膜氧化，導致細胞逐漸生鏽。

鼻腔與喉嚨黏膜表面一點一點遭到侵蝕，「生鏽」從這裡開始擴散。小小的生鏽點沾染更多鏽蝕物，腐蝕就這樣逐步加深。

皮膚或黏膜的防護罩被破壞後，細菌與病毒以及「抗原」便能輕易侵入人體。「抗原」就是引起過敏的原因物質。

現今社會大眾重視的過敏問題，在四十年前還不曾被關注。

氣喘和花粉症都被認為是好發於杉樹林多的地方，但日本自古以來就種植杉樹，為什麼這幾十年來才產生這麼多過敏症狀呢？

原因之一就是對環境的破壞，導致環境中引起氣喘和過敏的觸媒增加了。

媒體開始報導污染的大氣和光害，同一時期也出現「四日市氣喘」（注6）和「川崎氣喘」（注7）等公害病，還有花粉症患者也差不多在這個時期陸續出現。

其實我也患有花粉症。起因是學生時代的吸菸習慣，黏膜受傷了，致使花粉容易侵入身體。

但與其畏懼花粉與塵蟎等抗原，不如思考如何減少大氣污染或菸害等觸媒的發生，盡量不讓這些觸媒侵入體內。

近來出門在外時，經常看見戴口罩的人。可見除了春季之外，受過敏之苦的人越來越多了。

為了避免吸入車輛排放的廢氣，希望至少用口罩防護的心情並非不能理解。

然而老實說，光是這麼做的效果有限。

戴口罩並不能減少車輛的增加。

儘管隨著燃料開發，使用乙醇燃料或氫燃料的汽車或電動汽車逐漸增多，但整體來說，依然敵不過大氣污染造成的危害。

為了不讓身體生鏽，社會全體有必要改變。身為社會的一份子，我們應該思考自己能做些什麼——從開車的方式、垃圾怎麼倒、水和油如何使用、禁菸與分菸等……能下工夫的地方還有很多。

6　日本三重縣四日市化工廠因為二氧化硫外洩引發集體氣喘事件。

7　日本京濱工業地帶的川崎市由於有大型工廠聚集，煙囪排放大量煙霧，造成空氣污染，因此出現很多氣喘病患。

2／你的「煩惱」可能是某種進化？

◎人為何會發胖？

近年引起社會大眾關注的「代謝症候群」（metabolic syndrome），其實就是人類不養生與過度飽食的結果。

代謝症候群和肥胖都可稱得上是「身體生鏽」的一種狀況，在這之前，我們必須先了解「肥胖」是人類為免身體受飢餓所苦而演化出的結果。

「明明沒吃什麼卻胖了」。很多人都有這樣的煩惱，這正是人類的演化結果。

人類在至今為止的十七萬年之中，都在和飢餓抗爭。對古人而言，每天都有食物可吃是難以想像的生活。當時，只要下雨就只能避雨，接連好幾天無法出外打獵。在那樣的環境下無法生存的人類滅絕，存活下來的人類子孫就是現在的我們。

為什麼我們的祖先能耐過那樣的環境存活下來呢？

這都是拜「節約基因」之賜。節約基因擁有「只要少量進食就能在體內積蓄脂肪」的機能，**只要轉化為脂肪積蓄在體內，暫時不進食也能活下去**。

無法獲得這種基因的人類紛紛餓死，節約基因可說是在人類這種生存鬥爭中演化出來的，只有具備這本演化護照的人類才能在生存鬥爭中活下來。

也就是說，那些喟嘆「明明沒吃什麼卻胖了」的人，其實是高度進化後的人種。

現在我們對「代謝症候群」及「生活習慣病」避之唯恐不及，但換個角度想，節約基因其實是人類的救命恩人。為代謝症候群感到苦惱的人，其實應該注意不要吃得太飽，好好讚美自己體內潛藏的力量才對。

◎糖尿病是現代人常見症狀

節約基因帶來易胖體質。然而，明知體內有節約基因卻還肆無忌憚地大吃大喝，才是加速肥胖的原因。

想避免過胖，可是又喜歡吃——現代美食主義者的這種主張，很容易反應為典型的「II型糖尿病」（注8）症狀。

日本的糖尿病患者中，有百分之九十以上都是II型糖尿病患。隨著病情的惡化，眼睛和神經等感覺器官將逐漸失靈，從手腳等肢體末端開始喪失機能。

各位不覺得這種症狀正代表了我們現代人嗎？

原始人的視力據說在五．〇～十．〇，聽覺和嗅覺的發達也是現代人望塵莫及的，因此能夠很快地發現食物。

此外，他們還擁有強健的四肢，這是基於打獵時需要追逐獵物的緣故。

然而，只要有穩定的供食，動物的捕食器官和感覺器官、身體運動機能都會逐漸衰退。這點只要看看雞就知道了，牠們雖屬鳥類，卻已經不會飛了。人類也是一樣，長期處於飽食的環境中，不僅視力減退，腳的機能也衰弱了。另一方面，我們還獲得不管怎麼吃都不會胖的體質，這就是II型糖尿病的症狀。

當人類從長期的飢餓時代急遽轉變為飽食時代，為了「適應」而出現糖尿病症，這實在是相當諷刺的結果。

◎別被代謝症候群「數值」所惑

可能成為糖尿病前兆的「代謝症候群」，近年相當受到大眾關注。

那麼，各位能說得出所有的診斷基準嗎？

不用緊張，說不出來也沒關係。很多在檢查之後發現代謝症候群數值已達紅色警戒的人，還是活得很健康。相反地，沒有一項符合代謝症候群卻生病的人也很多。

在這裡需要注意的是，不要被數值所迷惑，也別因為數值正常就繼續過不養生的生活。重點不在於是否符合代謝症候群的診斷基準，而是馬上改變生活習慣，以避免罹患代謝症候群。

因此，我們必須讀取代謝症候群這個字眼背後傳達的「訊息」。

8 舊稱「非胰島素依賴型糖尿病」或「成人糖尿病」，是一種代謝疾病。

所謂代謝症候群有三高：**「高血糖、高血壓、高血脂。」**如果具有其中兩項的症狀，**並且男性腰圍超過八十五公分，女性腰圍超過九十公分以上者，就會被診斷為代謝症候群**。

換句話說，**代謝症候群就意味著——「砂糖、鹽分和脂肪的過度攝取」以及「過食」**。

從前砂糖很珍貴，一年只能食用幾次，只有招待重要賓客或祭典時才吃一點點，並非「無論如何都需要的東西」。也就是說，就算不食用砂糖也不會感到困擾。

至於鹽，也不是必需的調味料。

獅子吃兔子時會先撒鹽嗎？草食動物吃草時會淋上沙拉醬嗎？

人類也一樣。去農家看看，應該沒有人會在吃剛摘下的新鮮番茄時說「請給我鹽」吧！食材本身的滋味就是最好吃的，也已經含有充足的必須鹽分。現代人很明顯就是攝取過多的鹽分了。

此外也應該避免過度攝取脂肪。動物性脂肪容易凝固，在血管內堵塞的可能性很高，這在前面已經提過。

總之，只要留心不過食，也避免攝取過多的糖分、鹽分和脂肪，就不必害怕代謝症候群。

與其被醫生提供的檢查數據影響，不如著手改善自己的飲食習慣，這才是「代謝症候群」想傳遞給我們的真正訊息。

◎女性腰圍為何比男性容易變粗？

前面提到代謝症候群的診斷基準時，男女之間有一項差異，就是男性的腰圍基準是八十五公分，女性卻是九十公分。

相信您也有這樣的疑問：明明女性體型比較嬌小，為何腰圍可容許的數值卻比較大呢？

那是因為男女體內的脂肪種類不同的緣故。

仔細觀察男性的體型，很多人明明腿很細，臀部也很小，卻挺著一個啤酒肚。這種身形就是所謂的「內臟脂肪型」肥胖。

反觀女性，就算腰圍或腿圍較粗，內臟脂肪卻比較少，幾乎都是「皮下脂肪型」的肥胖。

為什麼女性皮下脂肪較多，而內臟脂肪較少呢？內臟脂肪為什麼存在，又為什麼危險呢？

接著就來說明兩種脂肪本質上的差異吧。

◎可燃脂肪與不可燃脂肪

其實這兩種脂肪的差異，就在於「可燃」與「不可燃」。

脂肪分成「白色脂肪」和「褐色脂肪」兩種。白色脂肪就是「皮下脂肪」，空腹時會轉化成養分，也能發揮抵禦寒氣的「隔熱素材」作用，不過這種脂肪本身是不會發熱的。

相對的，心臟和大血管或內臟周圍的「內臟脂肪」就是褐色脂肪，是一種會燃燒發熱的脂肪。這現象稱為「非顫抖熱能產生」。

附帶一提，「顫抖熱能產生」是指發生於肌肉的熱能。當覺得冷時，我們的身體會顫抖吧？此時肌肉的抖動並非出於意志操縱，而是肌肉擅自顫抖起來。這是因為身體的體溫調節中樞在寒冷時，會對肌肉發出顫抖命令的緣故。

在顫抖的肌肉中，一種名為「肝醣」（glycogen）的醣類會燃燒，據此產生熱能，人體會藉由這樣的身體反應達到保溫作用。

然而，顫抖熱能產生有其限度，無論肝醣如何燃燒，也只會有四成轉化為熱能，加上肝醣的量並不大，馬上就燃燒殆盡了。

燃燒內臟脂肪時產生的非顫抖熱能則不同，其中有九成會轉化為熱能。兩者的差異，就像燒柴的暖爐熱能效率比不上燒石油的暖爐一樣。

如果想提高身體溫度，燃燒脂肪是最有效率的。

內臟脂肪是人體在提昇溫度時肩負重要使命的物質，也是生存時為了守護內臟而不可或缺的脂肪。

◎容易燃燒的「褐色脂肪」

一提到必須耐寒的動物，您會聯想到什麼？沒錯，就是冬眠中的動物。

冬眠動物整個冬季都睡在洞穴裡，心跳脈搏、血壓、呼吸數都減少，身體盡量保持不動，將熱量消耗降到最低。

不過肌肉不動的話，體溫也會下降吧。光靠肌肉顫抖產生的熱能效率太差了。動物消耗大量能量之後，肚子也會餓。

此時，在體內大顯身手的就是內臟脂肪（褐色脂肪）了。內臟脂肪能有效率地燃燒產生熱能，守護內臟，同時還能為身體提供養分。如此一來，就算冬天不進食，光靠內臟脂肪就能維持體溫，不至於凍死或餓死。

嬰兒無法自行攝取營養，也是放著不管就會凍死的生物。所以，嬰兒也擁有大量的內臟脂肪。

我想，應該很少人看過嬰兒發抖吧，這是因為他們即使不用靠顫抖也能產生熱能的緣故。

◎冬眠中的母熊都是「孕婦」！

綜上所述，嬰兒和雄性動物都是內臟脂肪型。相對的，雌性動物則是皮下脂肪型。不過光是這樣區分，肯定不易讓人接受。

「母熊也要冬眠，為什麼牠不需要這麼多的內臟脂肪？」

您一定也有這樣的疑問。

皮下脂肪型的母熊冬眠時不會凍死的原因是什麼？是因為牠體內還有其他發熱體存在。

體內的其他發熱體——沒錯，就是胎兒。胎兒體內儲存大量的褐色脂肪，體溫很高。冬眠中的母熊一定都處於懷孕狀態，如此一來託胎兒的福，就不會凍死了。

此外，也因為腹中必須空出胎兒的空間，雌性動物不能有太多的內臟脂肪。

再看看人類的情況。

基於上述原因，女性在可能懷孕的年齡期間——**五十歲以前，即使肥胖也屬於皮下脂肪型，不容易罹患代謝症候群。然而停經之後，就會變成內臟脂肪型。**

所以，女性在留意代謝症候群時，也要同時注意處於停經前或停經後。**停經前稍微豐滿反而容易長壽，但停經後就最好減肥了。**

◎內臟脂肪為何對身體不好？

我們已經知道內臟脂肪肩負保護身體不受寒冷侵襲的使命，可說是身體不可或缺的存在。

內臟脂肪對動物和嬰兒而言，也是維繫生命的安全繩。那麼為何對成年男性來說，內臟脂肪卻被視為不好的存在呢？

即使這樣詢問醫生，大概也不會得到相關說明。這是因為醫生從來沒有懷疑過這個問題。畢竟，若無法毫不懷疑地接受醫學常識，就不可能在國家考試中及格了。不能抱持疑問，不能自行思考；如果無法保持單純思考，就成不了醫生。

這也就是為何常聽人說「醫學不是科學」的原因。只能依靠這樣的醫生治療，我覺得病患也真可憐。

關於前面的問題，我在這裡可以告訴大家——

內臟脂肪是一種燃燒發熱的物質，就像石油暖爐燃燒時會產出炭黑一樣，內臟脂肪燃燒也會產出炭黑。

這裡的炭黑，就是名為「細胞激素」（cytokine）、一種會引起炎症和免疫反應的化學物質。

若一年之中只在冬眠期間燃燒內臟脂肪的話，問題並不大。但如果一年到頭都在燃燒內臟脂肪，這種化學物質就會引起「燒傷」。

這種燒傷特別容易在血管內皮細胞發生。細胞激素釋入血液，傳到全身血管，在血管內側引起內皮細胞發炎的症狀。受傷的血管內側「結痂」變硬變窄，便導致動脈硬化。最後，導致腦中風和心臟病的發生。

◎皮下脂肪型是進化的證明

「不管是皮下脂肪也好，內臟脂肪也好，總之就是不想變胖！」

想必這是多數人的心聲，也就是無論哪一種肥胖都想擊退。

在此，我想先談一下「進化」這個話題。

日本所屬的「東亞細亞」地區，在全世界女性中被認為是特別容易形成「皮下脂肪型」的體型。

原因可用「亞倫法則」（Allen's rule）（注9）加以說明，也就是「**棲息於寒冷地區的物體表面積小，皮下脂肪多**」。

想像一下生活於北極圈的海豹，牠們完全沒有腰圍，手腳也很短對吧？換句話說，海豹的體表面積是比較小的。生活於寒冷地帶的動物體表沒有多餘的凹凸，就是為了防止體溫散失。除此之外，牠們的皮下脂肪多，達到「隔熱」效果。

人類也適用於這套法則。日本人是源於西伯利亞的蒙古人種子孫，眼睛細長，鼻樑低，臉部五官整體較扁平。體表面積小，就能防止鼻頭凍傷和眼球乾燥，達致保護身體的作用。

相同的道理，蒙古人種胸圍平坦，手腳短，也是為了減少體表面積的演化結果。

像這樣，五官、體型以及**皮下脂肪的多寡，都是為了適應寒冷地區生活的偉大演化結果**。請以平坦的胸圍和短小的手腳為傲——不過，女性讀者大概不會贊成這個說法吧。

◎禿頭是男性進化的象徵

再來談談男性的「進化」。

9 以十九世紀美國動物學家約耳・阿薩夫・亞倫（Joel Asaph Allen）的名字命名，指身處寒帶者身體突出的部分有變小變短的趨勢，以減少散熱。

男性型落髮，也就是俗稱的「禿頭」，其掉髮部位都集中在前頭部與頭頂，後頭部的頭髮一直都會留下來。有人說：「這是因為頭髮依照不同部位，有不同的生長荷爾蒙。」這是錯誤的觀念。不管是哪個部位的頭髮，鬍鬚或體毛也好，所有的毛髮都來自相同的雄性荷爾蒙。雄獅的鬃毛也是因為具有雄性荷爾蒙的緣故。

獅子的鬃毛作用在於威嚇雌性或敵手，也是權威的象徵。但如果鬃毛太多，長長的鬃毛會擋住視線，反而容易遭敵人襲擊。

想要達到威嚇作用，需要露出齜牙裂嘴的恐嚇表情。若是臉部周圍鬃毛太多的話，威嚇效果就會變得薄弱了。因此，多數動物的臉上便進化得不再長毛。

臉部的毛囊具有將「發毛荷爾蒙」，也就是雄性荷爾蒙轉化為「少毛荷爾蒙」的「轉換酵素」，所以除了眉毛和鬍鬚外，臉上只會留下如胎毛般稀疏的淡淡毛髮。

越是進化，轉換酵素的活動力越旺盛，結果使得少毛區域由額頭開始向後延伸，造成頭頂部也禿頭的情形。

大部分人都將禿頭和老化或青春流逝聯想在一起，其實剛好相反。**禿頭正是男性進化的象徵**，請引以為豪吧。

◎別敵視膽固醇！

還有很多本身並沒有那麼不好，卻被視為惡者對待的生理現象或體內物質。例如前章介紹過的膽固醇，堪稱典型代表。

膽固醇是製作細胞表面細胞膜的物質。一如前面所敘述，可謂是人體不可或缺的東西。

「可是，不是有分好膽固醇和壞膽固醇嗎？所以壞膽固醇是不好的，可以這樣理解嗎？」經常有人提出這類疑問。

所謂好膽固醇和壞膽固醇的思考模式，也不過就是崇尚飽食的人類擅自提出的錯誤價值觀罷了。「好膽固醇」會將人體末梢的膽固醇搬運到肝臟，被認為具有防止動脈硬化的效用。

「壞膽固醇」則相反，具有將膽固醇運往身體各部分末梢的性質，被認為是導致血管生鏽的原因。

然而，兩種膽固醇的作用本身都不是壞的。比方說，處於飢餓狀態的人們，缺乏構成細胞的膽固醇，此時如果沒有所謂壞膽固醇的作用，就無法將膽固醇運到末梢了。只不過現今日本是一個飽食社會，所以有這種作用的膽固醇才被視為壞膽固醇，若是放在人類過往長期的飢餓歷史中，反而應該是好膽固醇才對。

就算體內壞膽固醇的數值偏高，也沒有必要馬上急著吃藥。只要讓自己脫離飽食狀態，減少攝食量就能解決這個問題。一天一餐或一菜一湯，讓自己處於空腹狀態，壞膽固醇就會變成好膽固醇了。

◎有些病情可能是「製造出來」的

身體健康的人一到醫院檢查，往往會被判斷為「身體有異常」，這種例子很多。被醫生說「壞膽固醇的數值很高喔！」或是「γ-GT（Gamma Glutamyl Transpeptidase，珈瑪麩氨酸酵素）太高了，要吃藥控制！」等等，像這樣覺得「自己身體明明沒什麼問題」，卻還是服藥的人應該很多吧。

日常生活沒什麼問題，卻被說成：「你生病了，需要吃藥。」反而真的會生病。

那就是醫生的目的。

病患本身不覺得苦，卻被擅自判斷「生病了」或「隨時都有可能生病」，其實都是為了醫院的營運。醫師人數年年俱增，說實在的，醫院的經營並不輕鬆。這時只好「製造病情」了。

前面一再出現的「代謝症候群」，就是「被製造出來的疾病」最佳代表。

說起來，代謝症候群出現的背景就非常有意思。

相對於想製造更多病情以使醫院生意興隆的醫生，厚生勞動省又是另一種想法：「與其等人民生病用藥，不如在成為病人前，也就是『未病』階段就輔導他們改善生活習慣，藉此抑制醫藥費的支出。」

雙方打的主意相差一百八十度，但卻有一個相同的目標，那就是「打響代謝症候群」的知名度。

厚生勞動省認為只要警告人民「要小心代謝症候群」，人民就會主動改善生活，如此一來就不必上醫院了。然而，這種想法似乎太天真了。

◎自己的身體靠自己守護

現今人們對代謝症候群已有概念，儘管一面嚷嚷著「真擔心」，一面卻從未試圖改善生活方式，甚至還想著「如果生病了，再去看醫生就好了」。

如此一來，醫生變成「唯一贏家」。只要在健康檢查時找出高血糖、高血壓、高血脂的人，讓他們一輩子吃藥就好了。

而為什麼厚生勞動省的如意算盤失效？為什麼人們不會想要主動改善生活呢？其實這也是無可奈何的。因為代謝症候群的基準，實在太沒有急迫性了。

「從哪裡到哪裡是正常值，你的數值超出正常值多少多少。」等等，醫生告訴我們的只是專業知識範圍內的數值，以及「想治好的話就需要吃藥」。

若提及超出一般人知識領域的數值和醫學用語，普通人也不知道該如何解決，因此只能按照醫生說的去做了。

想要脫離這種惡性循環，就要試著去懷疑醫生硬塞給你的病名。如果醫生說：「檢查的結果，你的數值出現異常。」就請問他：「數值高有什麼壞處？」

若醫生說：「數值高，就代表這部分的臟器狀況比較差。」這時，你可以反問：「如果只是狀況差的話，也可能還沒形成疾病，與其吃藥，是不是只要改善生活就能治好呢？」相信沒有醫生能夠反駁這樣提問，頂多回應「比較有吃這種藥的人和沒有吃的人，根據科學數據顯示，有吃的人活得比較久」而已。

每個人的身體狀況都不一樣。對你來說偏高的血壓數值，對某些人來說可能是最適當的。這是完全說得通的道理。然而，每個人的身體狀況明明不同，醫學上卻一律用相同標準的數據來判斷「正常」與「異常」，這可說是醫生的任意妄為。

看到這裡，您應該已經知道正確因應代謝症候群的方法了吧？

沒錯，就是**減少食物中的糖分、鹽分及脂肪，吃六分飽，攝取完整營養**。

生活習慣病的構造說起來很簡單。想要改善生活也一樣，只要自己擁有這樣的概念就能辦得到。不要被周圍的訊息煽動，也不要落入醫療圈套中，自己的身體請靠自己來守護。

3／哪些生活習慣會加速老化？

◎運動不會讓人瘦！

這一章節，將具體指出每天的生活習慣中有哪些會加速老化。

雖已步入五十六歲中年期，肥胖與贅肉卻和我完全無關。我的身形看起來清瘦，卻不顯薄弱，並且肌肉有力，也不容易感到疲憊、倦怠。很多人看到我都會問：「您是不是擅長什麼運動，或是有鍛鍊身體？」

其實，我完全不運動。

而且坦白跟大家說：「**運動是不會讓人瘦下來的**。」

我三十幾歲時還不了解這件事。當時身上的贅肉比現在多，為了減肥就加入健身俱樂部，很認真地一週上四次健身房，每次踩一個小時的腳踏車還加上游泳。

結果消耗了肌肉中的肝醣，感到極度飢餓，便在空腹的狀態下暴飲暴食，分泌出的胰島素都集中積存在內臟脂肪裡。

原本六十七公斤的體重，漸漸增加到七十七公斤；雖然練出一些肌肉，卻也增加了脂肪。

能量的消耗基本分為「基礎代謝」和「活動代謝」兩種。運動屬於後者，也就是活動代謝；肌肉中的肝醣燃燒，內臟脂肪卻不會燃燒。會燃燒內臟脂肪的，其實是基礎代謝。

◎運動導致短命？

美國吉姆．費克斯（Jim Fixx）提倡「慢跑」具有瘦身健康效果，並戮力推廣這個觀念，普及世界。

然而被稱為「慢跑之父」的他，卻在年僅五十二歲時因心肌梗塞過世了。這件事大家知道嗎？而且，他還是在每天必定執行的慢跑途中、倒在半路上離世的，實在令人震驚！

運動使人短命——即使我這麼說，各位一定不太相信吧？但就醫學角度來說，這是理所當然的。

動物一生心跳的次數全都是二十億次。人類也好，大象也好，心臟一輩子只會脈動二十億次，這是天生就決定好的。老鼠的壽命只有三年，所以牠們的脈搏跳得非常快。這和心臟這種器官的特殊性有關係。

肌肉分為「隨意肌」和「不隨意肌」兩種。不隨意肌又稱為平滑肌，不受本人意志控制，在交感神經與副交感神經的作用下運動。內臟肌肉都屬於平滑肌。

相對的，手臂、腿上的肌肉就是隨意肌，由能靠自己的意志運動或停止的橫紋肌組成。

心臟當然屬於不隨意肌。若是隨意肌的話，可就不得了了。一不小心睡著，心臟就要停止跳動啦！

心臟既是不隨意肌，又是由橫紋肌組成的臟器，儘管不能隨意跳動或停止，但如果無法維持與手腳相同激烈的運動，就會停止跳動。

心肌細胞和腦細胞一樣，在孩提時期就結束細胞分裂，就算受到損傷也不會再分裂增殖或受到修復。因此，心臟跳動的次數就看心肌細胞擁有多少壽命而定。

心跳到達二十億次後，細胞時鐘就會停止，生命就此結束。這樣說來，經常運動的人，**運動時心跳加速，也就等於無謂地浪費掉生命中的心跳次數了**。

而且，即使這麼做，內臟脂肪還是不會燃燒，燃燒的只有肝醣而已。

試著比較慢慢走路一小時的人和跑一小時馬拉松的人，後者消耗的能量應該比較多，但兩者的基礎代謝量卻是相同的，而積蓄在內臟裡的脂肪則是雙方都沒有減少。

◎具有效果的運動都在日常生活中

那麼該如何提高基礎代謝，讓內臟脂肪容易燃燒呢？

內臟脂肪是為了守護身體免於「飢寒」而發達的。換句話說，想要減少內臟脂肪，就要控制少食，保持衣著單薄。

此外，盡量不要給心臟負擔。如果想消耗能量，最好的運動其實是「走路」。我每天都會走路，從自家到職場來回三十分鐘，像競走一樣抬頭挺胸邁開大步走。

我建議最適合走路的時間是早晨。選擇綠意盎然，空氣清新的地方去走吧。若是走在滿是汽車廢氣的馬路邊，只會吸進一堆毒素，造成反效果。另外，如果是日照強烈的時段，選擇陰涼處走路也是很重要的。

還有搭車時，請絕對不要坐下。我每天都在搖晃的車廂中抓住吊環，站著培養平衡感，同時鍛鍊腿足，這比使用健身房或瘦身中心裡那種平衡器具要有效多了。

像這樣「鍛鍊小腿肌肉」是非常重要的。小腿有「第二個心臟」之稱，小腿肌肉收縮時，幫浦作用能使滯留末梢的靜脈血液回流心臟。

動脈具有推動血液回流的力量，靜脈則沒有，因此血液不容易從靜脈中回到心臟，造成腿部浮腫及手腳冰冷的毛病。

這時，只要養成良好的走路習慣，血液循環就會變好很多，肩膀僵硬和虛寒體質也會立刻改善。

◎避免曬傷或曬出黑斑

以前的觀念是「曬太陽對身體好」，所以我一到夏天就拚命曬太陽。然而，曬傷就像是皮膚被燙傷一樣，也會加速肌膚的老化。各位知道嗎？曬太陽時接收到的紫外線其實是很可怕的。

紫外線分為A波、B波、C波三種。其中會抵達地球的主要是A波，以及一部分的B波。

紫外線A波會滲透到肌膚底層，讓皮膚變黑。每天滿不在乎地曬太陽，很容易加速老化。

此外，B波雖然只在日照強烈時抵達地面，燒傷作用卻是A波的六百倍到一千倍，會在肌膚上引起激烈反應。夏天在海邊曬太陽過了頭，皮膚會發紅、發疼，甚至起水泡吧。不只如此，過度曝曬還會讓皮膚的基因產生異常變化，誘發皮膚癌，同時也是斑點和細紋的成因。

男性和女性都一樣，**釣魚或打高爾夫球等會曬到太陽時，請記得好好擦上防曬用品**。

順帶一提，我的手提包中一年四季都放著陽傘。儘管夏天撐陽傘走路容易引人側目，讓我很想大喊：「我不是什麼奇怪的男人！」但還是堅持這麼做，因為我可不想因為曬太陽而長出黑斑啊！

◎保持亮澤肌膚的祕訣

平整光滑的肌膚是年輕的證明。用化妝遮掩歲月痕跡畢竟有其限度，醫美手術如果無法徹底改變膚質，也不會有太大的改變。

常有人說相較於實際年齡，我的皮膚看起來很年輕，其實這是有祕訣的——就是「不常洗」。

我們的皮膚表面有①角質、②皮脂、③好菌，共三層保護膜。

這三者形成防護罩，抵禦外部的侵入物質，也保護肌膚不受紫外線傷害。

入浴時，如果用尼龍擦澡巾用力搓揉皮膚，會看到水裡浮出白色的體垢，多數人看到這個都會認為：「啊，確實洗去皮膚的髒污了。」這真是大錯特錯！其實你只是把皮膚上的保護膜洗掉而已。

證據就是：越是搓洗，皮膚反而越乾燥。失去保護膜的肌膚為了恢復原本的狀態，會急速地生出角質層。

腳跟長出粗皮時，若用輕石搓掉會產生反效果——因為如此一來，反而會造成角質增生。

◎為保護肌膚皮脂，最好不要洗過頭

不是洗掉，而是刻意留下「原有的角質」，這就是保持美肌的祕訣。

所以請不要再使用尼龍擦澡巾或洗澡海綿了。洗澡的時候，以雙手撫摸的方式清洗是最好的。

各位知道為什麼越年輕的人皮膚越光滑嗎？這是因為性荷爾蒙發揮作用，讓皮脂含量豐富的緣故。

不過到了二十五歲之後，女性荷爾蒙遞減，男性荷爾蒙也在稍後開始減少。此時如果還像年輕時那樣使用洗澡海綿搓洗，就會失去防護罩。乾燥的冬天甚至會發現身體剝落白色的粉屑，搔癢難耐。這時如果去抓，就會使皮膚受傷，形成斑點，我們稱之為「乾燥性皮膚炎」或「老人性皮膚炎」。

在皮膚上抓搔會破壞毛孔。如果在冬天把毛孔抓壞了，到了夏天流汗時會排不出汗來，結果造成皮膚更癢。冬天因為乾燥而搔癢，夏天則因無法順利排汗而發癢。為了避免陷入這樣的惡性循環，**洗澡時請不要過度擦洗**。

◎皮膚越清洗越受傷

根據皮膚科醫師表示，若使用肥皂洗遍全身，「一週只需兩次就足夠」了。

你一定會說「從來沒聽過這種事」吧？沒錯，因為這是皮膚科醫師也不敢公開的「真相」。

上電視節目的醫生有太多「不能說的事」，因為出資製作節目的是生產肥皂和化妝品的公司，醫生們大多會被叮嚀基於商業行為，絕對不能說出真相。

因此，我現在要在這裡說出真相。

想要真正維持美肌，請實行以下三點：

- **不使用擦澡毛巾，用手心洗澡。**
- **一週使用肥皂洗兩次身體就夠了。**
- **兩天才使用一次洗髮精。**

肥皂會洗去好菌，導致皮膚出現小潰瘍。潰瘍處會產生濕疹，如果此時感染了壞菌，皮膚就會老化。

請記住，越是過度清洗，皮膚就越會受到傷害。

如果聽見我這麼說而覺得「大家都不洗乾淨，太髒了！」的人，請先試著拋棄這樣的偏見。想想看，日常生活中附著在皮膚上的髒污，真的有髒到需要用擦澡毛巾用力搓洗的程度嗎？就常識而言，平常即使身體弄髒了，也髒不到哪裡去，只要用清水和雙手按摩沖洗就很足夠了。

◎不習慣接觸細菌的孩子，過敏機率較高

這麼想來，你是否發現自己不明就裡地一味「追求清潔」呢？

沒錯，現代日本人對清潔的要求是過度了。

現今社會有不少隨身攜帶小瓶裝酒精、說著「不知道上面沾了什麼東西」而到處擦拭的人。這樣的人一旦生了小孩，也會用各種抗菌、滅菌產品包圍孩子，讓孩子在無菌狀態中成長。

如此一來，反而會產生意想不到的壞處。不習慣接觸細菌的小孩，過敏的機率比較高，花粉症或過敏等，都是「免疫過度作用」引起的反應。

人體的免疫作用是當細菌或病毒企圖侵入時，所發動的防禦機制。當不需要防禦時卻對無害的異物起了反應，就成為過敏。

在異物入侵人體時，名為「IgE」（免疫球蛋白E）的抗體會一起發動攻擊。IgE抗體會附著在充滿組織胺的「巨大細胞」上，破壞巨大細胞壁釋放組織胺。釋放出的組織胺若附著在鼻黏膜上，就會造成噴嚏和鼻水停不下來的過敏症狀。

簡單來說，在過度清潔的環境中長大的人體，平時免疫系統處於「閒置」狀態，沒有任何壞菌入侵的經驗，所以不知道自己什麼時候能派上用場，只能一直等。直到有一天碰到花粉或蕎麥粉等異物時，會誤以為是「外敵」而發動攻擊，於是產生過敏症狀。

◎過敏導致血管內部受損

過敏原「抗原」會使白血球活性化。活性化的白血球或免疫細胞會加強發揮免疫力，攻擊異物。

此時宛如「地毯式攻擊」，朝四面八方投射炸彈。這就是前面提到「內臟脂肪」時曾說過的「細胞激素」。

細胞激素不只攻擊外來的異物，最傷腦筋的是，它還會破壞自己住的地方，尤其容易受損的就是血管內部。

當人體出現過敏反應時——也就是有害物質入侵，或是將無害的異物判斷為有害時，血管內部會變成戰場，內皮細胞因而受到損傷。

關於流行感冒等病毒，也看得出有同樣的傾向。

本來只是稍微發燒程度的病，如果病毒進入的是平常就清潔過度的環境，免疫細胞將會不知節制地發射細胞激素，連自己住的地方都破壞殆盡。這種現象稱為「細胞激素風暴」。

一場小感冒引起腎臟壞死、失明，或引起肺炎導致呼吸不全而死亡——兒童流行性感冒有時會導致這般悲傷的結果。免疫反應之所以會出現如此激烈的反應，都是因為平日生活在過度清潔的環境中，導致細胞激素失控的下場。

◎讓細菌成為自己的朋友

每一個人都是從「無菌狀態」開始的。

胎兒的體內完全沒有細菌。從一顆受精卵分裂出來的身體，沒有置入其他要素的餘地。

自出生起，人類就與各種細菌和病毒共生。大人的口喉裡和皮膚上都有常在菌，那是從小就和其他生物共生的人類，在不知不覺中接受了細菌的結果。我們身為地球之子，是大地的一部分，提供身體給微小的生物作為居處。反之，這些微生物也會守護我們，不受有害生物侵害。

將孩子放置在無菌狀態，過度保護著養大的父母，一定不知道這件事。

那麼，怎樣的孩子才不容易過敏呢？

對都市長大的小孩來說這不可能做到，但「和大型草食動物一起長大的孩子」就不會過敏。

牛馬等大型草食動物的糞便中有害細菌少，也沒什麼異味。往來於歐亞大陸上的游牧民族，常以草食動物的糞便做為燃料，有時還拿來糊牆。古代的日本和歐美國家，一般人家中也都會飼養牛馬。

現代人則斷絕與這些動物共生，如今是和哪些動物住在一起呢……

沒錯，就是狗或貓這些肉食動物。肉食動物的糞便含有許多容易招致過敏的物質。容易過敏的環境，就是這樣被創造出來的。

如果可能的話，請給孩子們多一些和草食動物接觸的機會。生長於農家等地的小孩，經常有機會接觸草食動物，因為吸收了微量的動物持有的「內毒素」，形成不易過敏的體質。因此，請在大地上培育下一代吧！

◎柏油路無法分解毒素

我們周遭的環境中，也充滿著容易引起過敏的要素。

日本的道路清潔，幾乎是一塵不染，但這種「鋪設的道路」其實也是有好有壞。在鋪設道路還沒被發明的時代，各種老廢物質或動物的排泄物都會落在土裡，其中的微生物分解這些東西，轉化為養分、歸還泥土；植物再從泥土中獲得這些豐富的養分，結出的果實又被人類吃下，這就是一個良好的食物鏈循環。然而道路鋪設起來之後，到處都是柏油，生物和大地之間的連結就被阻斷了。

人需要更多與土地接觸的機會。

接觸土地，就能學會如何和微生物和平共存。現今的小孩幾乎沒有機會玩泥巴，大多都在家裡玩耍。

就連飼養寵物，也讓牠們穿上鞋，因為大型犬養在公寓裡，遛狗回來之後一定要洗腳。那種將狗養在戶外狗屋裡的家庭，現在已經很少見了。而這些都是現代人身體容易受到侵蝕的原因之一。

話雖如此，也不是沒有好消息。

原本小學校園幾乎都採用柏油鋪設，但近年有了轉變，開始嘗試將校園裡的柏油地改為草地。只要有植物就表示有泥土，小孩因此能增加接觸土地的機會，實在是令人開心的好消息。

◎酒真的是「百藥之長」？

二〇〇八年，英國劍橋大學的研究小組發表一個有趣的研究結果。

那就是「生活習慣與長壽的祕訣」。

他們以四十五到七十九歲的兩萬人為研究對象，進行長達幾年的生活習慣調查後，歸納出死亡和生活習慣之間的因果關係。其結果是：

1. 每天做三十分鐘的適度運動。
2. 一天攝取五個拳頭大（約三百公克）的蔬菜水果。
3. 適度控制飲酒。
4. 不吸菸。

擁有以上四項習慣的人，死亡率是沒有的人的四分之一，壽命多了十四年。

「適度的運動」如前所述，只要「經常走動」就足夠了。

「蔬菜和水果」對英國人來說，或許認為「根本吃不了那麼多」，但日本人只要吃「涼拌青菜」就能輕鬆達到這個程度的攝取。附帶一提，製作成蔬果汁時，如果事先去掉具有抗氧化效果的果皮，效果將會減半。

至於「飲酒」，該研究小組的定義是：「以紅酒來說，一週最多喝十四杯。」換算成一天大約是玻璃杯兩杯。

這麼看來，「一輩子喝多少酒」就是個大問題了。

至今為止喝了多少量，將左右往後的壽命長短。

人的一輩子容許飲用的酒精容量，男性是五百公斤，女性是兩百五十公斤。

女性設定得比較少，是因為對酒精的耐受度較低。此外，女性在懷孕時為了避免對孩子造成不良影響，對可能具有毒性的東西也比較敏感。

無論如何，只要能控制在上面提到的容量範圍內，酒確實稱得上是「百藥之長」。但若超過上述的量，就會損害身體，縮減壽命。

一瓶四合的日本酒相當於七百二十CC。若以酒精濃度十四度來算，便相當於一百公克的酒精。紅酒一瓶是七百五十CC，酒精濃度十三度，因此喝一瓶一樣是攝取了一百公克的酒精。

再看男性，若以一天喝一瓶來計算，幾年後會達到限度呢？

一年三萬六千五百公克，也就是三十六．五公斤，只要喝十三．七年就達到限度了。女性的情況則是七年，就算偶爾休肝不喝，隔天如果加倍喝酒，結果還是一樣。

很多年輕人未滿二十歲就開始喝酒了，假若當時經常牛飲的話，那麼剛過三十歲就會到達極限了。

從前的人只有在慶祝或祭典時才喝酒。江戶時代的價值觀則認為，一合酒已經算是一種款待了。喝酒過量而嘔吐是令人難以置信的行為。

現代人的飲酒習慣確實有些過度，肝硬化、肝癌等危機也相對提高。「要喝的話不超過玻璃杯兩杯」，如此適量飲用是最理想的。

◎吸菸百害而無一利

終於要和各位讀者談談最容易加速老化的生活習慣了。那就是吸菸。

吸菸是十五世紀時哥倫布從新大陸帶回來的習慣。有人說吸菸對抑制當時歐洲流行的鼠疫有效，這其實是錯誤的謠傳，但也因為這個誤傳而造成吸菸的普及。由於菸草具有成癮性和依存性，一旦抽了就不願意戒掉。

在此，想請問各位知道什麼是「吸菸指數」嗎？

（一天抽的根數）X（至今吸菸的年數）＝吸菸指數。

這個數值超過四百的人罹患癌症的機率很高。

一天吸二十根，持續二十年的人吸菸指數就是四百。假設從未成年開始吸，之後成為老菸槍，大概到四十歲就面臨極限了。

提到吸菸所導致的癌症，大家最先想到的應該是「肺癌」吧！事實上，有更高機率會罹患的是「咽喉癌」，也就是發生於喉部的癌症，因為那是吸入的菸第一個到達的部位。

第二名才是肺癌，接著是食道癌、胃癌等。

「吸菸時又沒有將菸吞入體內，為什麼消化器官也會受損呢？」

你是否也有這樣的疑問？

那是由於一邊吸菸，一邊喝啤酒，或是一邊吃飯造成的。尼古丁和焦油會隨著食物一起進入胃中，致使上部消化器官罹患癌症。

◎只有吸菸者會得肺氣腫

不只癌症，動脈硬化使血管阻塞，增加了心臟病和腦中風的機率。腦中血管堵塞也會引起小型梗塞，招來失智症的危機。

我希望吸菸的人能察覺到，菸害不只危及自己，也會危及身邊的家人和朋友。蓋有垃圾焚燒場的地區，周圍居民都神經質地擔心「會有戴奥辛出現」。然而，比起戴奥辛，菸草的危險性更高。這是因為其毒性之強是戴奥辛比不上的。

吸菸最初會得到的疾病是「肺氣腫」。除了吸菸者之外，沒有人會得肺氣腫。肺有如一個「風箱」，每次呼吸時都會一脹一縮。但是罹患肺氣腫的肺部只脹不縮，也就是能吸氣卻不能吐氣，是很可怕的疾病。為什麼會產生這樣的疾病呢？

那是因為吸菸時，大約兩百多種有害物質會通過血管，造成血管內皮細胞出現燙傷般的損傷。為了修復傷口，血小板和其他纖維結合組織會過來企圖堵住傷口。然而，有時候被堵住的傷口會呈現結痂的狀態。

不過身體不會因此放棄。這時白血球也會趕到，白血球中的「彈性蛋白酶」

（elastase）會治癒傷口。

如上所描述的狀況，肺部裡的彈性蛋白會被分解，肺泡因此失去彈性而延展，形成了肺氣腫。

此外，當血液中有尼古丁和焦油通過時，在日光下承受的紫外線會暴增為平時的好幾倍。

◎美容大敵「吸菸者的臉」

市面上有很多專門提供給女性的時髦香菸。明明男性的吸菸率有所下降，女性的吸菸率卻提高了。

我實在無法理解，總是想保持年輕貌美的女性為什麼會喜歡這種美容的大敵呢？吸菸對外表的影響，屈指數來就能舉出以下這麼多：

● 出現黑眼圈

- 皮膚變暗沉
- 皮膚變粗糙
- 長出小細紋

這些都稱為「吸菸者的臉」，是吸菸者臉部的特徵。

使這些特徵出現的原因也是彈性蛋白酶。**皮膚裡的彈性蛋白是能讓肌膚重返青春的物質，卻會在每次吸菸時被彈性蛋白酶分解**。

我想對正在吸菸的年輕人說：不出幾年，你就會長出一張吸菸者的臉，等上了年紀之後還會得到肺氣腫。所以，請盡早戒掉這個壞習慣吧！

◎「重返青春」的成長荷爾蒙

接下來談談睡眠。

大家知道睡眠不足是重返年輕的大敵嗎？因為在睡眠之中，我們的身體會製造重返年輕的荷爾蒙。

睡眠分為「快速眼動睡眠」和「非快速眼動睡眠」兩種。快速眼動就是「Rapid Eye Movement」（眼球快速動作）的略稱。快天亮時，睡眠較淺，也容易翻身吧，這時眼球也會動作。在快速眼動睡眠中頭腦是清醒的，會作夢。

相對的，在非快速眼動睡眠中，頭腦則是沉睡的，不會作夢。剛睡著、深眠時，或者嬰兒的睡眠都是這種類型。

非快速眼動睡眠是為了製造「成長荷爾蒙」的睡眠。在腦部休息的這段時間，腦下垂體會釋放稱為「重返青春荷爾蒙」的成長荷爾蒙。嬰兒階段會不斷釋放這種荷爾蒙，所以才會有「一瞑大一吋」的說法。

那麼長大成人之後，就不再需要成長荷爾蒙了嗎？其實不是這樣的。

成長荷爾蒙中有「蛋白同化作用」，會讓內臟脂肪燃燒，變瘦的同時也維護筋骨的健康。

或許你經常聽到「睡眠不足容易變胖」的說法吧？如果沒有足夠的非快速眼動睡眠，就容易變胖。

此外，成長荷爾蒙之中還有創傷治癒效果。除了能治好粗糙乾裂的皮膚，還能吸收形成黑斑、雀斑的麥拉寧色素，讓皮膚變得白皙，以及治療肺黏膜及消化管黏膜的作用。

睡眠中的成長荷爾蒙正是讓人重返青春的荷爾蒙，同時也是美白、瘦身、抗癌的荷爾蒙。是不是很優秀呢？

◎「成長荷爾蒙」的黃金期？

不過，這值得感恩的成長荷爾蒙並不是「只要睡覺就能隨時獲得」的東西。它只會在「晚間十點半到凌晨兩點」之間的四個小時分泌。在這段黃金期間熬夜的人，就是眼睜睜看著自己重返年輕的機會從手中溜走。

晚上熬夜到兩、三點，快天亮時才鑽進被窩，過著這種晝夜顛倒生活的人，毫無疑問一定會加速老化。

那麼，該怎麼做才能養成十點前就寢的早睡習慣呢？

答案很簡單——早起就好了。

還不習慣早起時，起床的瞬間一定很睏吧。這時請拉開窗簾，讓自己沐浴在陽光之中，睏意會馬上消失。**因為人類的生理時鐘會在沐浴日光中時啟動「開始按鈕」，從腦中分泌感到幸福的「血清素」**。

早上早起，晚上過了九點就會睏得不得了。**血清素會轉變成引發睡意的「褪黑激素」**。就算不想睡，十點前也會忍不住鑽進被窩。接下來，只要在成長荷爾蒙分泌的黃金期熟睡，人就會越來越年輕了。

有些人在白天會不敵睡意而想「小睡片刻」吧。其實這樣反而會增加疲勞感，我並不建議這麼做。

理由在於自律神經。人類清醒時的自律神經以交感神經為主，睡眠時則切換為副交感神經。這種切換一天一次才符合自然，如果一天中進行太多次的話，會擾亂自律神經的循環。

吃過午餐就會睏得不得了，為了從睏意中清醒，有人可能會喝幾杯黑咖啡，或是抽上幾根菸。但即使如此還是很睏，於是開會時打瞌睡，或是無法集中注意力在重要的商討上。如果會這樣的人，就請省略掉午餐吧！若還是想吃，就吃一片餅乾，或是連皮的半顆蘋果，一顆橘子也可以，這樣就不會因為睏意而感到困擾了。

順帶一提，睡眠時間保持在六到八小時的人最長壽。太短或太長都不好。

隨著年齡增長，需要的睡眠時間會減少。老人只要睡上四、五個小時就睡不著了，天一亮就會起床。

然而，睡眠重要的不是時間長短，而是睡眠品質。只要能在黃金期熟睡，稍微早起也沒有問題。

我的情況是晚上十點前一定就寢，隔天早上三點或四點起床，運用出門上班前的時間撰寫這本書的原稿。

第五章

成為「連心都不生鏽的人」！

「長壽」和「不老」的真義

「想永遠保持年輕美麗和健康！」

大家一定都這麼希望吧！其實這句話具有兩種含意。

「永遠保持年輕美麗」，也就是「不老」——維持沒有皺紋和斑點的皮膚，不讓腰部長出贅肉，是一種想要維持美麗肌膚和體型的心情。

「永遠保持健康」則是「長壽」——如果活得夠久，希望直到最後都很健康。光是活得久稱不上幸福。如果人生最後的階段都躺在病床上度過，活得再久也只是一種痛苦。

請嘗試思考這兩種含意的不同吧。

「健康」不是肉眼看得見的。只要平時能輕鬆度日過活，就能稱得上「健康」。

健康檢查報告的正常、異常數值等數字，其實沒有太大的意義。人體有個別差異，每個人的最佳血壓和最佳血糖值都不一樣，這個觀念在上一章已說明。

實際上，對癌症之外疾病過世的人進行解剖，會發現女性有百分之十五罹患乳癌，男性有百分之十五罹患前列腺癌，至於甲狀腺癌則高達百分之二十。如果這些人都接受健康檢查的話，一定會收到「請立刻動手術」之類判定，甚至可能必須接受切除乳房等治療。

由這樣的情況看來，實在很難以數值或癌細胞的有無來輕易判斷一個人「健康或不健康」。

相反地，**就算從數值上看不出來，但若日常生活中感到疼痛或不舒服，無法安穩過日子，那就稱不上「健康」了**。我們的目的當然不在於檢查的數值和結果，而是每天過著無病無痛、舒適安穩的滿足生活。

「年齡增長」不等於「老化」

「年輕」與「美麗」和健康不同，是肉眼看得見，也是所有動物都擁有的「外型表徵」。

所有生物都有延續物種的使命，想留下自己的基因，因此必須尋求伴侶。為了尋求伴侶，必須維持最有利的外表，也就是「美麗」。

就這層意義來說，與美麗相通的就是「年輕」。不過兩者並非完全相同，因為美麗之中，也包括了成熟的美感。

比方說猩猩，隨著年紀的增長背上會長出白毛，稱為「銀背」，這被視為成熟的證明，在異性之間很受歡迎。

白馬出生時的胎毛是黑色的，漸漸才轉變為白色。那是因為無力的小馬為了不讓外敵發現，需以黑色做為保護色之故。待長大之後變成白馬，代表成熟，也開始吸引異性靠近。

白毛在生物界中被視為成熟的象徵而受到歡迎。然而對人類而言，白髮卻被視為「老化」。就像禿頭，原本該是男性進化的象徵，卻成了「不受異性歡迎」的原因。生物界當中被視為「成熟」或「進化」的表徵，對人類來說卻不一定是美麗的，其價值觀真是不可思議。

這樣說來，「成熟」和「老化」的概念只有一線之隔。當身心朝正面方向變化時，叫做成長或成熟；朝負面方向變化則稱為老化。或許可以如此簡單區分，但年齡增長這件事不僅僅是「老化」而已。

年輕時無法自我掌控情緒的人，隨著年齡增長，性情逐漸穩重且具備正確的判斷力，這就是一種「成長」。累積經驗，理解原本不了解的事，主動和各種人溝通、交流，就是一種「成熟」。

我們不該將年齡增長單純視為「老化」，而應該檢視是否為「成長」與「成熟」。如此一來，才能成為即使年齡增長、也擁有魅力的人。

年輕美麗VS.存活機能

站在草原上的白馬——這種全身雪白的動物在自然界中是非常醒目的存在。

儘管被襲擊的機率較高，對生存本身來說是不利條件，卻能因此存在而使敵人或異性感受其魅力。

相對於重視「機能」的「健康」，美麗有時卻與「生存」或「物種延續」的原則背道而馳。

舉例來說，一般認為女性的腿要細長才「美麗」。但對生物來說，粗短的腿才具備較高的機能性，適合勞動，對維持身體平衡也較有助益。

寬大的下巴也是如此。原始人下巴大得足以與猩猩匹敵，現在卻退化得這麼小。不用說，寬大下巴對咀嚼食物較有利；站在獲取食糧生存的角度來看，無疑是寬大下巴較占優勢。但現實情況是，沒有人會覺得擁有和猩猩一樣的下巴是美麗的。

「年輕」和「美麗」，與生存、健康、長壽等「存活」機能不同，因此給人獨特的印象和價值觀。

擁有戀愛對象可延長壽命

粗壯耐用的身體，實用強健的骨骼，這些在在反映著生物如何「力圖生存」。若再加上「物種保存」這個偉大目標，就會多出另一個價值觀——「美麗」。

年輕和美麗都是生物在意識到「伴侶」時的表現。擁有吸引異性的外觀，才能交配留下後代，因此先不考慮實用性，講究的是華麗、光澤、纖細、柔軟等。公孔雀尾部羽毛大大開屏時，就是吸引異性的表現，彷彿正在告訴異性「我的羽毛裡沒有寄生蟲，所以很健康喔！」或是「我具有很強的繁殖能力」等等。

看起來是否年輕美麗與有「伴侶」的存在密不可分。散發年輕魅力的人若不是隨時有戀愛對象，就是總對異性充滿興趣。

美國匹茲堡大學柯恩（Bernard Cohen）教授，於一九七九年提出以「生活習慣與壽命短縮日數」為題的論文，闡述吸菸或肥胖將縮短六年、癌症將縮短三年壽命等，各種生活要素與壽命短縮之間的關聯性，其中有一個饒富趣味的主題：「**鰥夫會縮短八年的壽命**」。

如本書第二章中所述，細胞時鐘的設定是隨著生殖年齡的結束而停止。與女性會停經不同，一生都擁有生殖能力的男性本來應該是長壽的，但若沒有伴侶，細胞會因此判定「生殖年齡已結束」。

換句話說，**如果一直保持「男性雄風」，壽命就能延續**。就算不性交，只要有戀愛對象就能長命。

女性也一樣，有戀愛對象的人看起來總是比較年輕。不過和男性不同的是，女性失去伴侶對壽命的影響不大。因為女性在生殖年齡結束後仍有育兒使命，基因會為女性延長端粒的壽命；只要還有身為母親的使命，女性就不會失去活力。

即使孩子獨立了也不用擔心，因為還有孫子可以照顧。能保有疼愛的對象，不僅心靈會受到滋潤，也能延年益壽。

寵物對國民長壽的貢獻超乎想像

付出感情的對象也可以是寵物。您身邊應該也有對寵物付出很多感情的人吧，提供年輕活力給這些人的，毫無疑問就是寵物。

在日本未滿十五歲的人口約有一千七百萬人。與此相比，貓狗的數量竟超過兩千四百萬之多。現今日本可說是寵物大國，我認為寵物對國民長壽的貢獻超乎預料。

但有個問題是——許多飼主以為對寵物好，就是讓牠們吃美食，因此導致寵物罹患生活習慣病。雖然貓狗屬肉食動物，日本產的貓狗卻並不一定如此。隨著有一千兩百年不吃肉歷史的日本人生活，日本的貓狗也擁有光靠蔬食就能存活的基因了。以歐美的主流方式飼養貓狗，恐怕會讓牠們罹患代謝症候群。也許不需做到「只餵味噌湯泡飯」，但確實有必要檢查貓狗是否攝取過量的肉食。

還有另一點也令人擔心。

與寵物相處時感受到的喜悅，有點類似毒品。我從前也很疼愛朋友店裡養的狗，抱狗時總覺得自己和牠心靈相通，內心充滿幸福感。然而這種無條件沉浸於幸福中的感覺，就像是一種麻藥。

由於過度無條件地溺愛寵物，有可能造成和自己親人之間的疏遠。在溺愛寵物前，請先用心修復自己和孩子的關係吧。

珍惜固定的「幸福總量」

一般來說，人類的幸福總伴隨著某些犧牲，育兒就是其中典型。明明是用盡心力養育兒女，卻時常產生不如意的結果——孩子不是叛逆，就是只做自己喜歡的事。

夫妻關係也是如此。原本該是相愛的兩人卻有可能突然遭到背叛，互相憎恨，同時卻又無法拋棄彼此之間的連帶感。這樣的夫妻實在很多。

這麼想來，幸福之中往往是喜悅和痛苦並存，我們總是在這兩種同時來臨的複雜情感中得到幸福。

其實，腦中有一種引起幸福感的物質，叫做「血清素」。這種物質一天分泌的量是固定的。換句話說，一生的分泌量也是固定的。

好事之後必定跟著壞事，品嚐幸福過後必定會承受不幸，人生就是這樣建立起來的。從一輩子平均看來，每個人最後都一定會覺得「有點幸福」。

在人生結束時，覺得「非常幸福」或「非常不幸」的人不多，一般人都是抱著「雖然發生了很多事，不過還算幸福」，或是「有點幸福」、「稍微幸福」的心情結束一生。

我想，「微小的幸福」一定就是我們注定擁有的幸福量吧。珍惜每一天分泌的血清素量，也就是珍惜身體和精神被賦予的適量幸福，好好活下去，對人類而言才是最重要的事。

你有「無處宣洩的壓力」嗎？

累積壓力會讓細胞漸漸老化。若想保持年輕，就要排除會成為壓力的原因。

「你剛剛不是才說『唯有包含喜悅與痛苦的複雜情感才是人類的幸福』嗎？」一定有人想這樣罵我吧？讓我們繼續看下去。

所謂「不好的壓力」，是指「即使克服壓力也沒有任何結果」的情形。

大部分的壓力，只要克服之後，往往會產生某種喜悅，這稱之為「有益壓力」，例如拚命用功獲得知識或考取資格、努力工作後的休息與旅行、付出關心而得到彼此的信賴關係等等。壓力源（產生壓力的原因）越大，克服後獲得的幸福感就越強烈。這或許可以用登山攻頂之後的充實感與成就感來形容。

我在學會發表研究時經常感到非常緊張，壓力很大。但緊張的程度越大，完成之後的喜悅感也越強烈。

生命中經常有某些難題，必須一一克服才能活下去。克服的過程越是清楚，感受到「有意義的壓力」及「喜悅」也就越大。

問題出在「無處宣洩的壓力」。**無論多有誠意想要溝通，若對方只是一味地批判，就會產生「有害壓力」了**。這時感受到的痛苦或迷惘毫無意義，像一個沒有出口的隧道，而且這種壓力只會加速老化與招致疾病。

所以，請將你的端粒用在能使心情高昂、帶來知性與興奮的事情上吧！

死亡倒數計時，你想做什麼？

找到人生的目標，這句話說來簡單，卻不容易做到。

明明有想做的事或非做不可的事，卻總是很難付諸行動。今天沒做，明天再做就好；這個月沒做，下個月再做也可以；今年沒做還有明年……就這樣散漫地活著。但如果對這樣的人說「你馬上就要死了」，對方一定會大驚失色。

我長年以來從事治療癌症的工作，有過好幾次對病患宣布「還能活幾個月」的經驗。這種時候，病患往往會告訴我在他剩下的人生中「好想做這個」、「好想完成那件事」。

如果你被宣告「只剩下一年生命」，你想做什麼呢？

去製造和家人的回憶吧！一起去旅行，讓大家不要忘記自己；還是去探訪朋友，和重要的人一一見面呢？或許也有人想在生命的最後對世間發表什麼。

人們在面臨死亡時，會開始尋找自己人生的目的。

說得極端一點，「生命的長度」不是問題，重要的是生命的質量。剩餘的人生想怎麼過，如何死得有尊嚴，這些都是我們應該思考的事。

人生每一天都該抱持著「或許明天就死了」的心情活著，這才是「活得好」的祕訣。追求好的死亡，是讓活著時擁有好生活的方法。

何謂「終極的不老」？

讓我們再思考一下「壓力」這件事。

像現在這樣活著時做的每一件事，如果和自己最終想要達成的目標不一致，或許就會造成壓力。

讓人類的「細胞時鐘」停止，促進老化的「壓力」，正意味著無法達成目標的生存方式所帶來的痛苦。

無論怎麼努力也沒有成就感，去不了想去的地方，或以不該去的地方為目標等，這樣的人生壓力一定很大。

正因為我們不想加速老化，想活得更好，所以才更應該抱持著對「死」的覺悟，去珍惜每一天。

「生命都有結束的一天」，將這個事實記在心上，每天懷抱感謝之情，感受今天的成就感活下去吧！

在這樣的生存之道下，人們才能獲得終極的不老——「防止心靈老化」。

更年期是「身體的男性化」

除了上述情感層面帶來的壓力之外，身體狀況的改變，尤其是「更年期」帶來的壓力也很大。

更年期會為女性的身體帶來前所未有的變化。

正確來說，更年期障礙不是疾病。

更年期是女性完成身為女性的使命後，身體的「男性化」，這也是為什麼有人進入更年期後會長出鬍鬚或掉髮的緣故。

儘管沒了女性荷爾蒙，為什麼非得男性化不可呢？

這是因為當女性荷爾蒙消失後，人體內唯一的性荷爾蒙就只有副腎所分泌的男性荷爾蒙——「雄性激素」了。

女性到了更年期，身體突然轉為男性化，這時會出現各種問題。

最嚴重的就是身體脂肪的大移動，皮下脂肪型的身體會改變成內臟脂肪型，胸圍變小、臀部下垂、手腳變細、腹部向前突出……諸如此類的變化對女性來說，堪稱一大打擊。

更年期對女性來說，真的是很難受的歲月。

注射女性荷爾蒙會致癌!?

美國在「延緩老化」這一領域，曾嘗試使用營養補給品或補充荷爾蒙的方法。歐美有一項取「荷爾蒙補充療法」（Hormone Replacement Therapy）英文縮寫的療法「HRT」，這是一種對不再分泌女性荷爾蒙的身體，注射同種荷爾蒙的方法。

除了注射荷爾蒙之外，還有使用專用貼布維持女性性徵，抑制更年期帶來的種種不適，只是這種方法背後有其風險，也就是增加乳癌和子宮頸癌的發生率。

如果進行HRT療法的人飲食中攝取過多膽固醇的話，危險性就更高了。

事實上，違反生物自然的結果就是癌症的發生。一如前面提過的，當人體試圖讓即將停止的細胞時鐘再次動作時，因失控而導致細胞異常增生，這就是癌症。

老化和更年期，換個說法就是「即將停止的細胞時鐘」。如果為了維持細胞時鐘的運作而刻意注射女性荷爾蒙，將引起反動，造成無法停止的細胞分裂，細胞無限增殖，這就是癌症的真相。

無論是刻意讓細胞時鐘停止或勉強細胞時鐘繼續走動，都是違反自然的行為，會招來大病。真正需要的應該是下工夫改善生活習慣，從一開始就讓細胞時鐘不會輕易停下來。

留心精神壓力，注意環境污染，不吃有毒或含有農藥和防腐劑的食物。從年輕時開始這麼做，就能減輕將來更年期的症狀。

對美式延緩衰老術存疑

「延緩衰老」的概念源自美國。即使年齡增長，也要以保持年輕為目標，勉強將開始變老的身體拉回年輕，這種「始祖」延緩衰老術的作法，老實說我是反對的。

我經常受邀參加延緩衰老的相關學會，從中發現參與學會者不乏愛喝酒、吃美食或吸菸的人。等到出現「吸菸者的臉」之後，這些人又靠注射玻尿酸或肉毒桿菌，甚至動臉部手術來挽救。這豈不是很奇怪的事嗎？

延緩衰老學術界有各種學會，但幾乎都和製藥廠商或美容醫療有關，因此充斥著用高價商品取代不養生的觀念，說穿了，打的都是賺錢的主意。

如果隨他們起舞，一輩子都得持續購買健康食品或營養補給品、美顏儀器或化妝保養品了，這簡直是無謂的浪費。

真正的延緩衰老應該是排除老化原因的生活方式，關心環境，以和周圍生物共生為目標才對！

去察覺人生中什麼會導致老化，什麼在妨礙不老長壽，放下肩膀上的壓力——我發現，這些才是我應該做的工作。

每個人生活中都有很多不是真正必須的東西，那就和家中總是丟不掉的雜物一樣。不過搬家的時候，往往能下定決心清空。

人生也是一樣，總會被「其實不需要」的東西牽絆著。此時，請仔細思考人生的目的是什麼。接下來要思考的不是為了那重要的目的「該做什麼」，而是「該放棄什麼」。

不是一邊熬夜吸菸，一邊買營養補給品或健康食品，更重要的是，要擁有戒掉熬夜和吸菸惡習的勇氣。

鍛鍊「心美體」而非「心技體」

一直分享「不讓身體生鏽」的觀念，到這裡也將接近尾聲了。最後我想談談自己理想中的「變老方式」。

我認為的理想狀態是，儘管年齡增長，身體的變化卻不是「老化」而是「成熟」。如此一來，不管幾歲，人們都能漸漸改善自己。

換句話說，就是要在「心美體」三者調和下過生活。相撲選手的理想是「心技體」，在延緩老化的世界中，理想的狀態則是「心美體」。

將這三者各自換個說法就是：精神年齡、美容年齡、肉體年齡。

第二項和第三項看字面就能明白了吧。美容年齡意味著良好體態、光澤肌膚和豐富表情，這不是光靠藥物或塗抹膠原蛋白就能擁有的。要意識到性，談戀愛，擁有伴侶或灌注愛情的對象，為了對方而變美。

第三項的肉體年齡，指的是血管年齡、骨骼年齡、內臟年齡、肌肉年齡以及關節柔軟度等要素的總結，也可以說是肉體如何順利發揮機能。

那麼，第一項的精神年齡又是什麼呢？這是「心美體」的第一項，也是最難、最根本的一項要素。

精神年齡指的是好奇心與行動力，最重要的就是不斷保持疑問。

不要不假思索地聽信權威人士言論，跟隨流行起舞；也不要持有偏見，要持續對感到疑問的事物追求答案。

解讀情報隱藏的訊息

生活周遭總是充斥著各種各樣的情報。

我們必須不隨表面情報起舞，而去解讀隱藏在情報中的訊息才行。

羅列診斷基準和數值看似駭人的代謝症候群，其實隱藏著「不可攝取過量糖分、鹽分及脂肪」的訊息。

被歸類為「奢侈病」的痛風，也隱藏著「不能吃會成為生命的東西」的訊息。

不能因為「吃蔬菜會讓身體變涼」的說法有其謬誤就不吃蔬菜，而是要去思考為什麼會有這種說法，如此就能理解原因是來自蔬菜中的毒素「草酸」。

就像這樣去讀取情報中隱藏的訊息，進而改變我們的「生活方式」。

控制砂糖和鹽分、脂肪的攝取量，吃六分飽。

不吃太多卵、芽與豆類種子食物。

不生吃蔬菜，加熱之後才吃。

用自己的腦袋思考、不斷抱持疑問，讀取隱藏在情報中的訊息。

如此就能看出「該做的事與不該做的事」是什麼。

這樣的態度就是「心美體」的「心」——避免老化的生活方式最根本的位置。

採取「不生鏽的生活方式」吧！

本書中一直堅持的「不生鏽的生活方式」，是祖父與家父，以及看過許多病患的我，在一點一滴的發現中彙整而出的結論。

如果能將這樣的想法傳遞出去，進而影響、改變誰的生活方式，那肯定是一件很美好的事。

面對內心不斷湧現的疑問，我用自己的方式找出答案，並站在那些答案的基礎上過生活，造就出今天的我。有這樣的生活方式，才有今天一說出年齡必定會令周遭感到驚訝的我。

而這樣的我，總有一天生命也會終結。畢竟，所有生物的壽命早已由細胞時鐘決定好了。

心跳二十億次之後，我的生命和你的生命都會迎向終點。

所以，我們必須思考如何好好使用生命。

接下來，就看你如何咀嚼我在本書中的建言，如何反映在自己的生活方式上了。

我只希望你也能擁有健康快樂又充實的人生，並祈禱你能接受我這樣的心意。

最後，我想為這本書做個總結。

後記

不生鏽的十大生活術

我想，各位已經理解血管、臟器和細胞都是如何因生活習慣而生鏽的了。也應該明白自古流傳的健康術或生活智慧中，防止「生鏽」的作法都有其科學根據。

剩下的就是實踐了。今天就和明知不好卻無法放棄的不良生活習慣告別吧！如此一來，你就能擁有年輕美麗和健康的長壽人生。

為了方便實踐，我將本書重點整理成十大項目，覺得快忘記的時候只要翻閱這篇後記就行了。當然，詳細的理論還是請參考全書的內文喔！

1. 睡眠——在「黃金時段」睡眠！

我們常說「早睡早起」，但是到底怎樣才算早睡早起呢？只要記住，在「晚上十點到深夜兩點」的「黃金時段」睡眠即可。

這段時間是能讓腦部休息的「非快速眼動睡眠」時間，腦下垂體會分泌被稱為「重返青春荷爾蒙」的「成長荷爾蒙」。怎麼也無法早睡的人請隨日出起床，沐浴在陽光下做個體操，如此就能重整「生理時鐘」，脫離夜晚型人生。

【成長荷爾蒙的效果】

蛋白同化作用（打造男性肌肉，幫助女性纖瘦）、美白作用（去除白天形成的黑斑）、創傷治癒作用（修復黏膜、皮膚與血管的傷口，讓小型癌剝落）。

2. 攝食的分量與次數——吃六分飽，促進長壽基因活性化！

過去人類因為與飢餓奮鬥，因此人人都擁有將攝取的食物作為內臟脂肪積蓄於體內的「節約基因」。相反地，在空腹的狀態下，被稱為「長壽基因」的「延命基因」

也會展開作用。為了活化延命基因，要減少吃飯的次數。早餐、午餐不吃，以「一天一餐」的方式感受空腹，只吃晚餐就好。

不過病人和孕婦、發育中的孩童還是需要頻繁補給養分。如果擔心發胖，建議可採用減少每餐分量的「一湯一菜」。

【延命基因的效果】

檢查並修復體內所有細胞基因，防止老化，延長壽命到一・五倍。

3. 飲食均衡——吃完整食材，攝取「完整營養」！

或許你會擔心減少進餐的分量和次數是否無法攝取足夠養分。能供應我們身體所需一切營養素的膳食稱為「完整均衡營養」，又稱為「完整營養」。

具體來說，就是穀物吃「全穀粒」，用「糙米」取代白米，或是吃白米時搭配「糠漬」。此外，吃魚時要「連皮吃、連骨吃、連頭吃」，請吃下一整條小型魚。蔬菜則是要「連葉吃、連皮吃、連根吃」，如此便能吃到來自大地和大海的完整恩賜。

不過，特別需要補充營養的病人、孕婦及發育期孩童可以吃「蛋」和「牛奶」，這也是完整營養的一種。

【完整營養的效果】

攝取完整營養能補足營養補給品無法補充的營養素，不只保持身體健康，還能維持美麗的肌膚，減少壓力。

4. 料理的調味——清淡調味，吃出食材天生美味！

代謝症候群做為一種生活習慣病的危險症候群，現代社會極為關注。不需要記住詳細的檢查基準或項目，只要記住「腰圍太粗」、「高血脂」、「高血壓」、「高血糖」的四大警訊即可。

換句話說，就是不要過度攝取「營養」、「脂肪」、「鹽分」與「糖分」。真正好吃的食材是不需要多餘調味的，直接食用最好吃。請記住以蔬菜為中心，極力避免甜食與酒精，吃六分飽。

【預防代謝症候群飲食的效果】

防止動脈硬化、心肌梗塞、腦中風及癌症。美麗是由內而外的健康表現，一起維持修長年輕的體型吧。

5. 蔬菜與水果——皮是養分寶庫，要一起吃！

蔬菜和水果的外皮有防禦外來刺激的保護作用，為了不受蟲害或細菌侵害而有「防菌防蟲效果」。當受到蟲或動物傷害時也能發揮「創傷治癒作用」，還有「抗氧化」作用。

蘋果、白蘿蔔、牛蒡與番茄當然都要連皮吃。橘子和桃子、柿子也請將皮洗乾淨後一起吃下吧。

【蔬菜水果外皮的效果】

抗菌效果能預防感染症，創傷治癒作用能防止動脈硬化和癌症，抗氧化作用能防止老化。

6. 肉——注意養分的過度攝取！

「膽固醇」構成細胞表面的細胞膜，也是性荷爾蒙的原料，對人體而言是重要的營養素。然而若攝取過度，會造成動脈硬化與癌症。肉類富含膽固醇，所以請需要補給營養的病人和孕婦、發育中的孩童多補充。不過，如果本身有肥胖傾向的話，攝取膽固醇又會造成反效果，一週頂多攝取一次就好。

此外，同樣是吃肉，可以選擇雞翅等包括軟骨和骨頭在內的部分，比較接近完整營養。只吃「牛腰內肉」或「鮪魚肚」，攝取到的是不均衡的營養。

【肉的效果】

能讓皮膚變漂亮，提昇精力。肥胖的人吃太多肉容易引起心肌梗塞、腦中風和癌症。停止生長的年輕男性吃太多肉則會「脾氣暴躁」，增加青春痘。

7. 運動——以步行提昇基礎代謝率！

做激烈運動時消耗的是肌肉中的肝醣，燃燒的不是脂肪。想要減少脂肪，需要做的是提昇基礎代謝率。想達到這個目的可以多走路。

心肌屬於「終末分化細胞」，在孩童時期結束細胞分裂，不會再繼續分裂增殖了，就算受傷也無法再生。此外，人的一生心臟跳動次數約為二十億次，運動不足的肥胖人士突然激烈運動等同自殺行為。如果是不會造成喘氣的步行，不僅可避免對心臟造成負擔，也能將滯留於四肢末梢的血液送回心臟。

具體來說，請減少搭車多走路，搭乘電車或公車時能站就不坐，坐的時候也不要靠在椅背上。

【步行的效果】

提昇基礎代謝，消耗脂肪。改善腦部和四肢末梢的血液循環，減輕心臟負擔。強健骨骼，預防骨質疏鬆。

8. 香菸——戒掉的那天起，疾病與老化的危機將大幅減少！

香菸會傷害血管的內皮細胞，引起動脈硬化。為了溶解引起動脈硬化的傷痕組織，白血球分泌的彈性蛋白分解酵素「彈性蛋白酶」，會減少肺部的彈性蛋白，引起可怕的疾病「肺氣腫」。此外，連肌膚的彈性蛋白都會被分解，造成細紋和鬆垮，形成象徵老化的「吸菸者的臉」。吸菸當然也可能是心肌梗塞、腦中風和癌症的原因，吸菸者若發現自己的指尖已經變成粉紅色，就一定要注意了。

【禁菸的效果】

從開始禁菸的那天起，就能有效減少心肌梗塞、腦中風和癌症的發病機率。當身體變輕，皮膚開始出現光澤時，就表示戒菸有成效了。

9. 伴侶──珍惜伴侶的心情能讓身心充滿光輝！

一份研究環境和生活習慣如何造成壽命短縮的報告「生活習慣與壽命短縮日數」指出，「單身男性」會使壽命減少八年。相對的，「單身女性」則只短縮四年。地球上的所有生物，在生殖機能結束的同時也會終止細胞分裂，走向死亡。但人類女性可藉由照顧孫子輩來達到延長壽命的效果。而男性就算不再有性行為，擁有伴侶仍然是很重要的。

【伴侶的效果】

對異性感到心跳加速時，沉睡於體內的性荷爾蒙會受到刺激，讓人看起來年輕充滿光輝。生活中擁有心靈相通的伴侶，能幫助男性延長八年的壽命。

10. 與地球環境和其他生物共生——我們的健康來自地球的健康！

破壞、污染地球環境的元凶就是人類。住在其他生物無法棲息的環境中，連人類自己也會走向毀滅。

若海洋受到污染，魚也會被污染，吃魚的人類當然也會受到污染。若大地受到污染。蔬菜和吃蔬菜的人類也會被污染。

我們的皮膚受大氣包圍，大氣也會進入肺部接觸黏膜，因此若大氣污染繼續惡化，人體內也一樣會受到污染。如果想永保年輕健康的長壽人生，地球全體都必須是健康的才有可能。

地球環境的問題，直接反映出人體內部的問題。

【改善地球環境的效果】

唯有以地球規模來思考健康，我們以及後世子孫才有可能擁有舒適健康的人生。

線上版讀者回函卡

國家圖書館出版品預行編目(CIP)資料

南雲醫生的「不生鏽」生活術：日本名醫抗老、防癌、年輕20歲的健康祕密 / 南雲吉則著；邱香凝譯.
-- 2版. -- 臺北市：商周出版：英屬蓋曼群島商家庭傳媒股份有限公司城邦分公司發行,
2025.06 264面；14.8×21公分. --（Beautiful life；84）
譯自：実年齢より20歳若返る!生活術 ISBN 978-626-390-494-1（平裝）
1. CST：健康法 411.1 114002783

Beautiful life 084

南雲醫生的「不生鏽」生活術

日本名醫抗老、防癌、年輕20歲的健康祕密【逆齡實證長銷版】

原著書名——実年齢より20歳若返る!生活術
原出版社——PHP研究所
作者——南雲吉則
譯者——邱香凝
企劃選書——何宜珍
特約編輯——連秋香
責任編輯——劉枚瑛

版權——吳亭儀、江欣瑜、游晨瑋
行銷業務——周佑潔、賴玉嵐、林詩富、吳藝佳、吳淑華
總編輯——何宜珍
總經理——彭之琬
事業群總經理——黃淑貞
發行人——何飛鵬
法律顧問——元禾法律事務所 王子文律師
出版——商周出版
115台北市南港區昆陽街16號4樓
電話:(02)2500-7008 傳真:(02)2500-7759
E-mail:bwp.service@cite.com.tw
Blog:http://bwp25007008.pixnet.net./blog
發行——英屬蓋曼群島商家庭傳媒股份有限公司城邦分公司
115台北市南港區昆陽街16號8樓
書虫客服專線:(02)2500-7718、(02)2500-7719
服務時間:週一至週五上午09:30-12:00;下午13:30-17:00
24小時傳真專線:(02)2500-1990;(02)2500-1991
劃撥帳號:19863813 戶名:書虫股份有限公司
讀者服務信箱:service@readingclub.com.tw
城邦讀書花園:www.cite.com.tw
香港發行所——城邦(香港)出版集團有限公司
香港九龍土瓜灣土瓜灣道86號順聯工業大廈6樓A室
電話:(852)25086231 傳真:(852)25789337
E-mailL:hkcite@biznetvigator.com
馬新發行所——城邦(馬新)出版集團 Cité(M)Sdn Bhd
41, Jalan Radin Anum, Bandar Baru Sri Petaling,
57000 Kuala Lumpur, Malaysia.
電話:(603)90563833 傳真:(603)90576622
E-mail:services@cite.my

美術設計——copy
印刷——卡樂彩色製版有限公司
經銷商——聯合發行股份有限公司 電話:(02)2917-8022 傳真:(02)2911-0053

2013年5月初版
2025年6月17日2版
定價380元 Printed in Taiwan 城邦讀書花園 www.cite.com.tw
ISBN 978-626-390-494-1
ISBN 978-626-390-493-4(EPUB)

JITSUNENREI YORI 20-SAI WAKAGAERU! SEIKATSU-JUTSU

Beautiful Life

Beautiful Life

Beautiful Life

Beautiful Life